Feng-Shui YOGA

風水ヨガ

開運メソッドを取り入れて
「幸せ体質」を手に入れる！

BE TORE STUDIO主宰
著　みき かな

風水心理カウンセリング協会
代表理事
監修　谷口 令

かざひの文庫

introduction

はじめまして。風水ヨガインストラクターの「みき かな」です。たくさんの本の中からこの本を選んでくださって、ありがとうございます。

読者の皆さまは、ヨガというとどのようなイメージをお持ちでしょうか?
「体がやわらかくないとできない」と思っている方もいるのではないでしょうか。決してそんなことはありません。気軽に取り組めることこそが、ヨガの魅力です。

ヨガは、体と心を整え、本来のあるべきところに戻すことを目的としています。ヨガのポーズ（アーサナ）を通して自分の体の声に耳を傾け、気づき、補っていく、自己メンテナンス力を高める素晴らしいツールなのです。

風水もまた、自分にしっかりと向き合うということを基本としていると思います。生まれ持った性格や運を知り、チャンスやサインに気づきやすくする。持っているものをさらに育て、足りないものを増やしていくのです。

人も自然の一部であるという考え方も、ヨガと風水に共通しています。「太陽礼拝」というポーズがあるのですが、風水でよいとされている朝一番にカーテンと窓を開け、太陽の光を浴びながら行うとより効果的だと思います。

毎日体を動かし、自然からのエネルギーをいただいて、パワーチャージしていく。ポーズが体に落としこめたら、心と体が自然に調和し、心の琴線に触れるものやことが増えていきます。その積み重ねが回り回って、自分の運をアップさせることにつながると考えています。

「風水ヨガ」は、ヨガによって体と心を健康に導くだけでなく、風水の考え方を取り入れることでヨガの効果をアップさせながら、同時に運を味方につけて人生を輝かせることができる最高のメソッドです。

何かを始めるのに、何歳からでも遅くはありませんし、難しく考える必要もありません。何か始めたいという気づきこそがスタートであり、自分の心と体が発するサインです。まずはそのサインをキャッチし、「風水ヨガ」を始めてみてください。習慣化することで、きっと日々が少しずつ変わっていくはずです。
「風水ヨガ」を通して、読者の皆さまが笑顔に、そして幸せに過ごしていただきたいという願いをこめて作ったこの一冊が、どうかお役に立ちますように。

CONTENTS

CONTENTS

CONTENTS

how to use the book

1 環境を整える

体も心もリラックスできる環境を整え「風水ヨガ」の効果をアップ

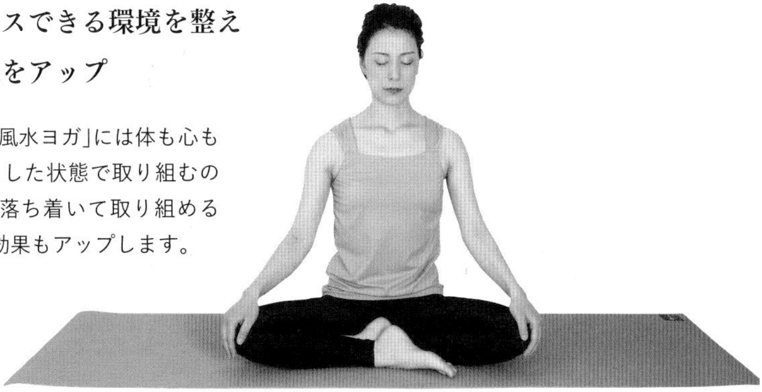

忙しい毎日のなかで、「風水ヨガ」には体も心もゆったりとリラックスした状態で取り組むのがベストです。まずは落ち着いて取り組める環境を整えることで、効果もアップします。

- ☑ **無理は禁物！　今日の自分の体と相談して取り組みましょう**
- ☑ **整理整頓された清潔な部屋で取り組みましょう**
- ☑ **カーテンを開けて窓を全開にしてマイナスの空気を追い出しましょう**
- ☑ **できれば落ち着いたインテリア&グリーンのある部屋で取り組みましょう**
- ☑ **ヨガウエアやアイテムは、できればラッキーカラーで（P21～23参照）**
- ☑ **アロマで補いたい「気」をパワーアップ**
  やる気アップには「オレンジスイート」、愛情アップには「イランイラン」、自信アップには「ペパーミント」、心と体のバランスを整えたいなら「ローズウッド」、ストレスを軽減させるなら「ゼラニウム」がおすすめ！

2 ウォーミングアップ

風水ヨガを始める前に、準備体操するクセをつけて。
関節を柔軟にすることで、怪我を防止&効果を実感できます。

1

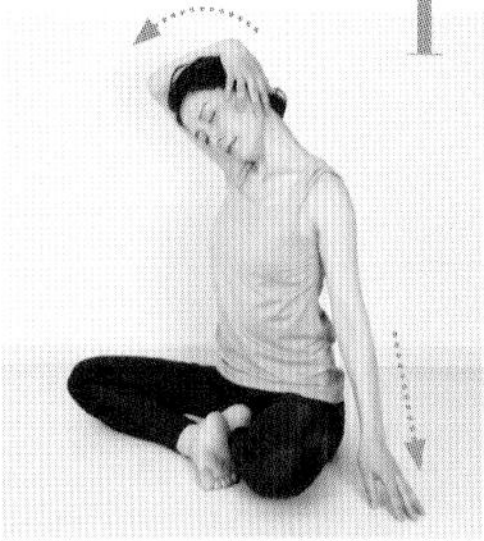

首の横の筋を伸ばす

頭の左側、耳の下あたりに右手を添え、ゆっくり右に倒す。左腕は床におろし、左右の手で引っ張り合うイメージで5秒ほどキープ。左も同様に。左右2〜3回ずつ行う。

2

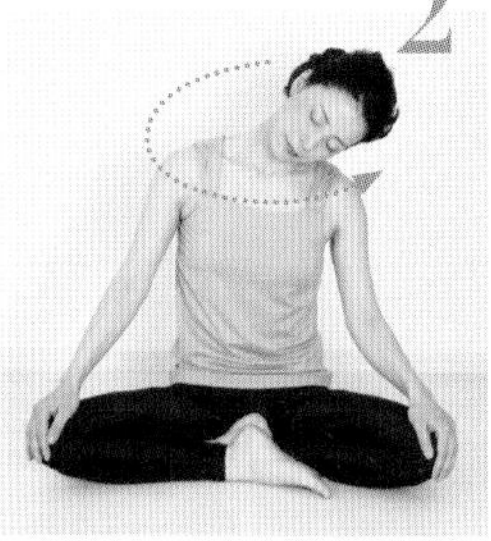

首をゆっくり回す

あぐらで座り、両手は膝の上に。肩の力を抜き、深く呼吸しながら首をゆっくり回す。右へ2〜3回、左へ2〜3回ずつ行う。

3

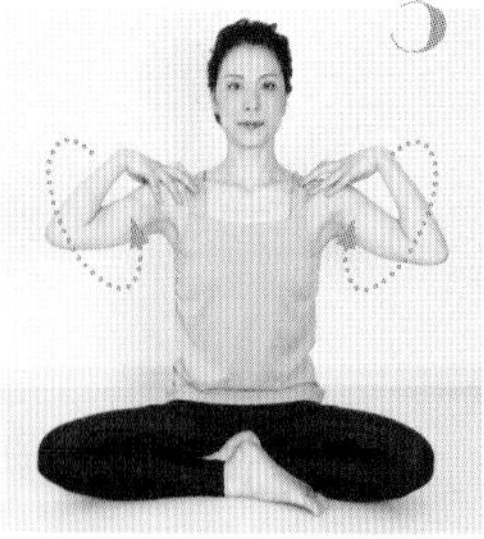

肩をゆっくり回す

あぐらのまま、両手で肩を掴むようにしながら肩を回す。深く呼吸しながら前へ5回、後ろへ5回ずつ回す。首や肩に力が入らないように注意。

4

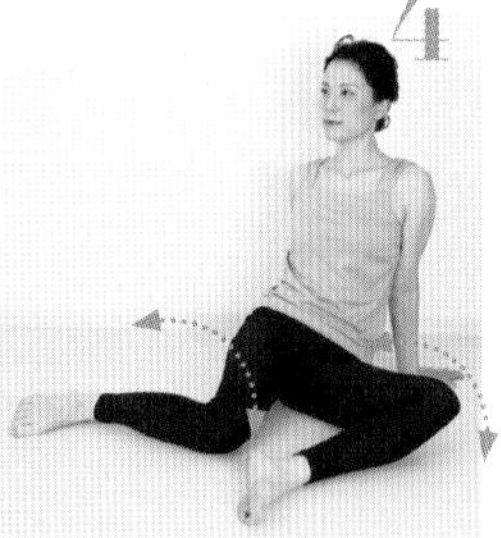

股関節をゆるめる

座った状態で両手をお尻の少し後ろに置いて上半身を支える。膝を三角に立て、左右にゆっくり倒す。5〜10往復程度行う。膝が床につかなくてもOK。無理のない範囲で。

5

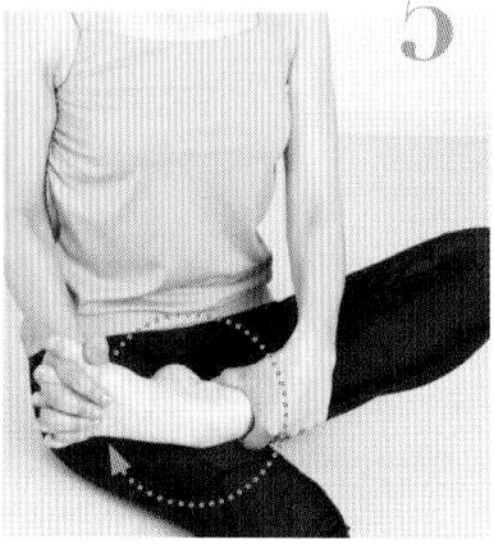

足首を回す

左足の足首を左手で持ち、右足の膝の少し上にかける。右手の指を左足の指の間に入れ、力を抜いて手の力で足首を回す。右足も同様に。左右5、6回転ずつ行う。

3
minutes

行う回数により時間は変わりますが、セカセカを行うのではなく、ゆっくりと呼吸を整えながら各関節をほぐしていきましょう。

3/メニューを組む

今日の自分の体の状態と相談しながら、必要なメニューを組みましょう。トレーニングというより、体のメンテナンスを行うイメージで。

目的で選ぶ

本書は、目的別に4つの章から構成されています。自分の体の声に耳を傾け、ふさわしいヨガを選びましょう。各章の最後に、メニューモデルを掲載しているので、参考にしてください。時間があれば、複数のメニューから横断してオリジナルメニューを組んでもOK。

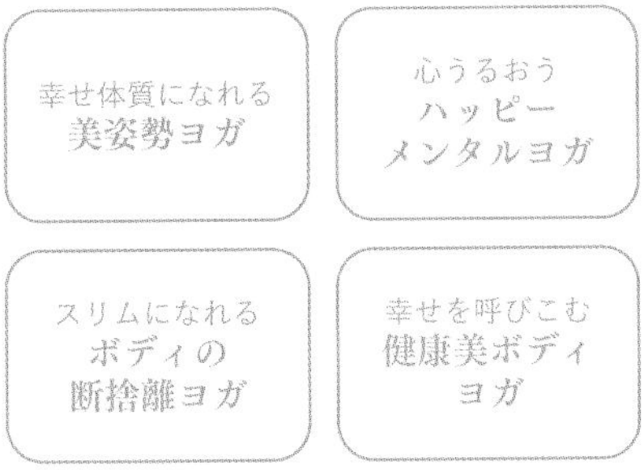

幸せ体質になれる 美姿勢ヨガ	心うるおう ハッピー メンタルヨガ
スリムになれる ボディの 断捨離ヨガ	幸せを呼びこむ 健康美ボディ ヨガ

時間帯で選ぶ

風水では「時間」が重要な要素と考えられています。ヨガを行う時間帯に合わせてメニューを選ぶのもひとつの手。各章末尾のメニューモデルは、時間帯別で組まれています。1～4章のメニューを時間帯ごとに毎日のルーティーンにするのもおすすめです。

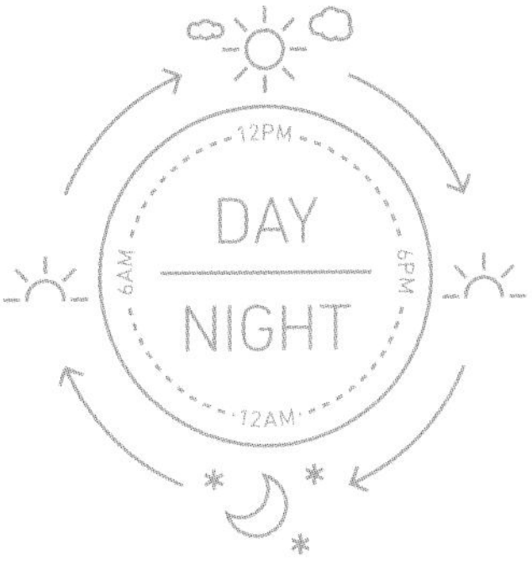

季節で選ぶ

風水では、体は季節の影響を大きく受けると考えられています。P117～120掲載の「四季の風水ヨガメニュー」を参考に、シーズンごとに強化したいパーツに効くヨガポーズを取り入れてみて。各章末尾のメニューモデルにプラスして行うのもおすすめ。

ウィークポイントで選ぶ

風水では、九星ごとに生まれ持った体質があると考えられています。P112～116掲載の「九星別風水ヨガメニュー」を参考に、自分の九星が導くウィークポイントを強化しましょう。各章末尾のメニューモデルにプラスして行うことで効果アップ。

about 風水ヨガ

Feng-Shui YOGA

ヨガインストラクター・みき かなさんと風水カウンセリング協会の谷口令さん。ふたりが生み出した「風水ヨガ」には古来の智慧が詰まっています！

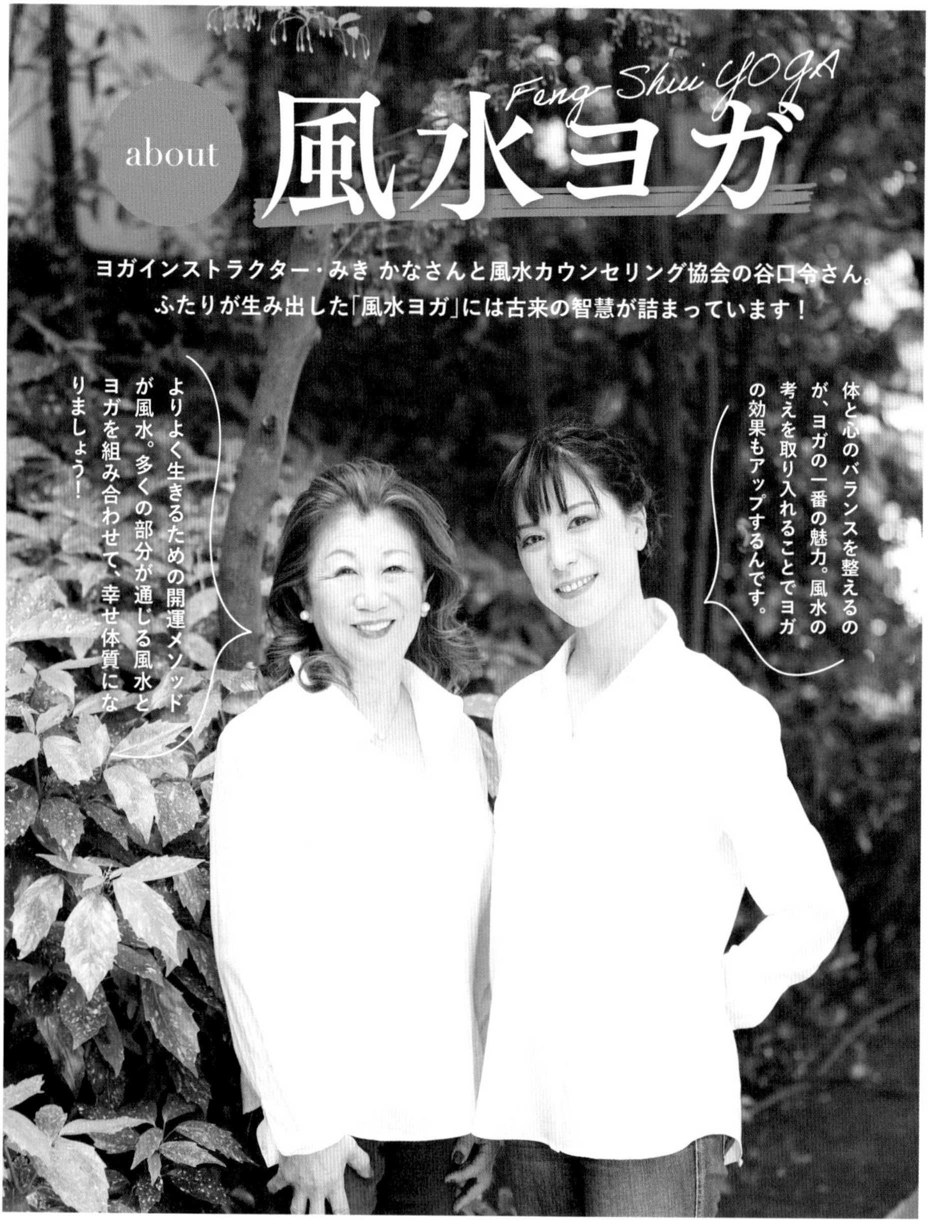

よりよく生きるための開運メソッドが風水。多くの部分が通じる風水とヨガを組み合わせて、幸せ体質になりましょう！

体と心のバランスを整えるのが、ヨガの一番の魅力。風水の考えを取り入れることでヨガの効果もアップするんです。

［風水心理カウンセリング協会代表理事］

谷口 令

風水を「人生を好転させていく道具」と捉え、スクール運営やカウンセリングを行うほか、出版や商品、会社のプロデュースを手がける。

［風水ヨガインストラクター］

みき かな

ヨガスクール「BE　TORE」主宰。ヨガのインストラクターとして活躍。谷口先生との出会いにより風水ヨガを確立。2021年自身のスタジオを開設。

風水＋ヨガで心と体、環境を整えて 幸せを招く幸運ボディに！

古代中国で生まれた「風水」は、心の持ち方や行動をよりよい方向に導く、運を開くための環境学です。本来持って生まれた運を見直して、自分の生き方を変える方法を学ぶ学問とされています。

一方ヨガは、古代インドで生まれました。サンスクリット語で「つながり」といった意味を持ち、体と心、魂のバランスを整え、調和させる、より心地よく生きるためのエクササイズとしてさまざまな流派に分かれながら伝えられてきました。

古代中国生まれの風水、古代インド生まれのヨガ。このふたつに通じているのは、「人がよりよく生きるメソッド」だということ。ヨガで心と体を整えることは、風水でも同じようにいわれる〝幸せ体質〟になるために役立つと考えられます。逆に、風水のメソッドを取り入れることで、ヨガの効果をアップする相乗効果もあります。このふたつの智慧を結びつけ、現代を生きる私たちがよりイキイキとハッピーに〝今〟を楽しむのが「風水ヨガ」なのです。

風水を知る 1

【五行】を知って〝整美力〟をアップ！

古代中国・晋代の書には、「気は風に乗ってきて、水のある場所で止まる。ゆえにこれを風水という」と書かれています。「風水」という言葉が登場するのはこの頃ですが、それ以前から風水は戦いや国を治めるために取り入れられています。三国志の諸葛孔明も風水に通じた武将でした。当初は政治や戦術に利用されていた風水ですが、現代に伝えられるまでに、人がよりよく、幸せに生きるための方法として伝えられ、現代まで研究が重ねられてきました。

そんな風水の考え方の基本となるのが、陰陽五行です。大まかにいうと、この世界を構成するすべてのものごとを陰と陽に分け、さらにそれを動かすためのエネルギーを木・火・土・金・水の5つに分けてその性質から「五行」とする考え方です。五行にはそれぞれの特性があり、互いに影響しあいます。そうした「気」の関係を理解し、よりわかりやすく運をアップする方法が「風水気学」です。風水気学は、環境学、方位学、心理学、統計学といったさまざまな考え方でアプローチする開運メソッドなのです。

［五行］の3つの関係

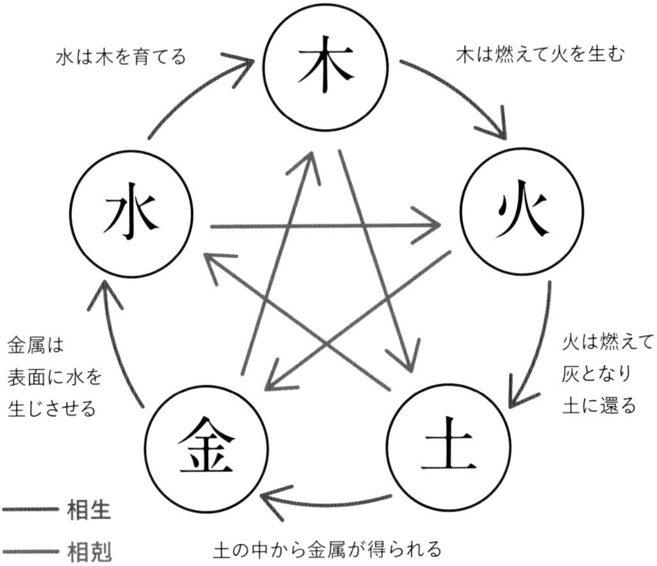
木
火
土
金
水
水は木を育てる
木は燃えて火を生む
火は燃えて
灰となり
土に還る
土の中から金属が得られる
金属は
表面に水を
生じさせる
相生
相剋

相《そう》生《しょう》

「水」が「木」を育むように、互いに与え、与えられる関係。

相《そう》剋《こく》

「土」が「水」を濁らせるように、互いのエネルギーを奪い、奪われる関係。

比《ひ》和《わ》

「木」「土」「金」のようにおなじ「気」を持つ星同士の関係。相生の一種。

【五行】を意識してヨガの効果もアップ！

風水の基本の考え方の陰陽五行は、自然から法則を発見したものです。もちろん、人の体も例外ではありません。漢方や鍼灸といった東洋医学も、陰陽五行（主に五行学説）を考え方の基本としています。

「体の中すべて」を意味する「五臓六腑」という言葉がありますが、これはもともと東洋医学の言葉で、「五臓」はそれぞれ、木＝肝、火＝心、土＝脾、金＝肺、水＝腎の各臓器に対応するとされています。この五臓をベースに、六腑（胆小腸・胃・大腸・膀胱・三焦）をはじめ、目や耳といった細かな体のパーツや症状の出方、感情を含めた相互の関係性（「相生」や「相剋」）、さらには季節や時刻もふまえて、鍼やお灸、整体といった施術をどのように行うのが効果的かを考えるのです。

「風水ヨガ」でも、風水気学に基づいて環境を整えて、効果の出やすい時間帯を選んだり、五行の特性別のウィークポイントをカバーしたり、ラッキーカラーを身につけることでヨガの効果をアップすることができるというわけです。

[五行]とボディの関係

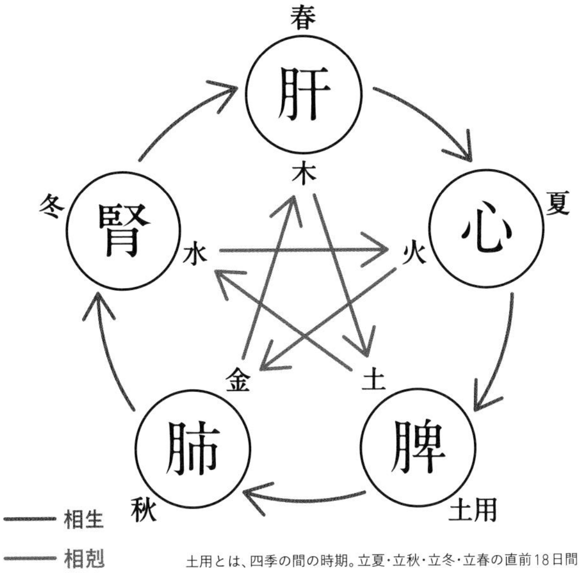

土用とは、四季の間の時期。立夏・立秋・立冬・立春の直前18日間ほど。

肝《かん》	肝臓。五行では「木」、季節では「春」に対応。不調のサインは目に出やすく、体調の崩れが出やすいパーツは、筋肉。
心《しん》	心臓。五行では「火」、季節では「夏」に対応。不調のサインは舌に出やすく、体調の崩れが出やすいパーツは、血脈。
脾《ひ》	脾臓。五行では「土」、季節では「土用」(四季の間の期間)に対応。不調のサインは口、体調の崩れが出やすいのは肌。
肺《はい》	五行では「金」、季節では「秋」に対応。不調のサインは鼻に出やすく、体調の崩れが出やすいパーツは、皮膚。
腎《じん》	腎臓。五行では「水」、季節では「冬」に対応。不調のサインは耳に出やすく、体調の崩れが出やすいパーツは、骨。

風水を知る3

【五行】に基づく1日の過ごし方で活力アップ！

風水では、自然の流れをうまく利用することで運気アップにつながると考えられています。五行は、季節や時間帯にも当てはめることができ、1日も次のページの図のように、木・火・土・金・水の5つタイムゾーンに分けることができます。早寝早起きは健康の基本とよくいわれますが、5つのタイムゾーンの特性に則って1日のルーティーンを組むことで、もっとエネルギッシュに1日1日を過ごすことができるようになります。

世の中の成功者の方々も、不思議と風水から見て理想的な1日の過ごし方をしている方が多いのです。例えば、アップル創業者のスティーブ・ジョブズ氏も毎朝6時に起き、すぐに仕事を始めて7時半に朝食をとり、午前中から午後にかけて仕事をし、17時半には家族と夕食を楽しんで妻と散歩をし、瞑想や好きな音楽を聞いて就寝していたそうですから、運を味方につける人の過ごし方は自然と風水でよいとされている過ごし方に近づいていくものなのかもしれません。

[五行]から見た1日のタイムゾーン

五行から見た、1日の時間帯ごとに理想的な過ごし方をご紹介します。
1日の自然の移ろいと行動を合わせていくことで、運を呼びこめます。

AM06：00〜

木のタイムゾーン

陰から陽へと移り変わる時間帯

ぜひ日の出に近い時間(5〜7時頃)に起きましょう。窓を開けて風を通し、寝ている間にたまった「負」の気を部屋から追い出します。できればシャワーを浴び、10分ほどサッと掃除すると気のデトックス効果がアップ。朝食はフレッシュなものを。

AM11：00〜

火のタイムゾーン

陽のエネルギーが強まる時間帯

太陽が高く南に昇り、陽のエネルギーが満ちている時間帯には、一日の中で一番体もエネルギッシュな状態です。カーテンを開け、陽ざしをたっぷり取り入れましょう。重要な仕事などは、この時間帯がぴったり。外に出て積極的に陽ざしをあびるのも◎。

PM14：00〜

土のタイムゾーン

陰と陽のバランスが取れている時間帯

陰と陽のエネルギーのバランスが取れた安定した時間帯には、集中力が高まります。仕事なら事務処理、家事なら下ごしらえといった地道な作業をこなすようにしましょう。疲れを感じたら陶器(＝土)のカップでコーヒーブレイクを。

PM17：00〜

金のタイムゾーン

陽から陰へと移り変わる時間帯

日が沈みだす時間帯は、徐々に陰のエネルギーが強まります。好きな香りや音楽を楽しんだり、ゆったり散歩をするなどしてリラックスする時間に当てるましょう。バスタイムは最高のデトックスタイムですから、できれば毎日の入浴がおすすめ！

PM11：00〜

水のタイムゾーン

陰のエネルギーが強まる時間帯

体を休めて心を安定させるよい眠りは、すべての運気を上昇させるカギとなります。人は寝ている間に「再生」します。遅くとも1時までには就寝するようにしましょう。カーテンは閉め、照明も落として暗くして眠ります。

AM06：00〜

風水を知る 4

【九星】を知って〝幸運パワー〟をアップ！

九星は、陰陽五行から生み出された開運の方法です。中国から日本にも伝えられ、平安時代の陰陽師たちもいろいろな場面で活用していました。その後風水は、中国そして日本でも研究が重ねられていきますが、そうした理論はとても難解です。しかし、生まれた年を次のページの図から探すことで、読者の皆様でも簡易的にパーソナルな九星を知ることができます。

九星それぞれに、生まれ持った性質や運に恵まれているカテゴリーなどの特性があり、自分の生まれ年の九星を「本命星」、生まれ月の九星を「月命星」といいます（月命星は18歳まで影響します）。もちろん、人生はその人それぞれが積む経験によっても大きく左右されますが、あらかじめ生まれ持った性質や長所・短所を知っておくことで、幸運を呼びこみやすくするということなのです。

九星から、ラッキーカラーやボディのウィークポイントを知ることもできるので、まずはご自分の本命性をチェックしてみましょう。なお、九星気学は旧暦に基づくため、節分までに生まれた方は、前の年として見ますので注意してくださいね！

［本命星チェックシート］

自分の持って生まれた星が「本命星」です。この本命星をもとに、ラッキーカラーやウィークポイントを知ることができます。

本命星早見表

1月1日～2月3日に生まれた人の本命星は、前年の星となります。

一白水星	二黒土星	三碧木星	四緑木星	五黄土星	六白金星	七赤金星	八白土星	九紫火星
昭和02（1927）	大正15（1926）	大正14（1925）	大正13（1924）	大正12（1923）	大正11（1922）	大正10（1921）	大正09（1920）	大正08（1919）
昭和11（1936）	昭和10（1935）	昭和09（1934）	昭和08（1933）	昭和07（1932）	昭和06（1931）	昭和05（1930）	昭和04（1929）	昭和03（1928）
昭和20（1945）	昭和19（1944）	昭和18（1943）	昭和17（1942）	昭和16（1941）	昭和15（1940）	昭和14（1939）	昭和13（1938）	昭和12（1937）
昭和29（1954）	昭和28（1953）	昭和27（1952）	昭和26（1951）	昭和25（1950）	昭和24（1949）	昭和23（1948）	昭和22（1947）	昭和21（1946）
昭和38（1963）	昭和37（1962）	昭和36（1961）	昭和35（1960）	昭和34（1959）	昭和33（1958）	昭和32（1957）	昭和31（1956）	昭和30（1955）
昭和47（1972）	昭和46（1971）	昭和45（1970）	昭和44（1969）	昭和43（1968）	昭和42（1967）	昭和41（1966）	昭和40（1965）	昭和39（1964）
昭和56（1981）	昭和55（1980）	昭和54（1979）	昭和53（1978）	昭和52（1977）	昭和51（1976）	昭和50（1975）	昭和49（1974）	昭和48（1973）
平成02（1990）	平成元（1989）	昭和63（1988）	昭和62（1987）	昭和61（1986）	昭和60（1985）	昭和59（1984）	昭和58（1983）	昭和57（1982）
平成11（1999）	平成10（1998）	平成09（1997）	平成08（1996）	平成07（1995）	平成06（1994）	平成05（1993）	平成04（1992）	平成03（1991）
平成20（2008）	平成19（2007）	平成18（2006）	平成17（2005）	平成16（2004）	平成15（2003）	平成14（2002）	平成13（2001）	平成12（2000）
平成29（2017）	平成28（2016）	平成27（2015）	平成26（2014）	平成25（2013）	平成24（2012）	平成23（2011）	平成22（2010）	平成21（2009）
令和8（2026）	令和7（2025）	令和6（2024）	令和5（2023）	令和4（2022）	令和3（2021）	令和2（2020）	平成31（2019）	平成30（2018）

※18歳までの人は「月命星」でみます。

［九星］別 基本の性質 & おすすめアロマ

九星ごとに生まれ持った性質の傾向と、九星ごとにパワーアップできるアロマをご紹介。ヨガを行う時に取り入れてみて。

四緑木星

木の気がベース。風をイメージ。緑が生い茂り、成長した木。人当たりがよく、世話好きの人気者タイプ。

［おすすめアロマ］
オレンジスイート

九紫火星

火の気がベース。先を見通す聡明さはバツグン。感受性が豊かで、美的センスに優れる。好奇心が強く、派手好きな面も。

［おすすめアロマ］
イランイラン

二黒土星

土の気がベース。この土は、母なる大地。慈愛の心にあふれる、しっかり者の良妻賢母タイプ。整理整頓が上手。

［おすすめアロマ］
ペパーミント

三碧木星

木の気がベース。季節は春。若葉が出て樹木が伸びるようにエネルギッシュ。努力家で向上心が強い。

［おすすめアロマ］
オレンジスイート

五黄土星

土の気がベース。この土は、大地・地球。地上の王者の星。運勢、正確ともに両極端な傾向がある。義理人情に厚いリーダータイプ。

［おすすめアロマ］
ペパーミント

七赤金星

金の気がベース。生まれながらに衣食住に困らないタイプ。他人の気持ちを読むのに長け、人脈によって運を開く。

［おすすめアロマ］
ローズウッド

八白土星

土の気がベース。この土は、どっしりとした山。穏やかで優しい、良妻タイプ。生真面目な面もあるが、誠実。

［おすすめアロマ］
ペパーミント

一白水星

水の気がベース。どんな環境にも馴染む柔軟性・順応性がある。献身的に尽くす社交家。正義感にあふれている。

［おすすめアロマ］
ゼラニウム

六白金星

金の気がベース。天の王者の星。見えない力で守られ、チャンスを掴むことができる強運の持ち主。頭脳明晰で、負けず嫌い。

［おすすめアロマ］
ローズウッド

［九星］別 ラッキーカラー　ヨガウェア

ラッキーカラーとひと口に言っても、タイミングや目的で変化する場合もありますが、ここでは基本となる「運命のラッキーカラー」をご紹介します。

ラッキーカラー

九星それぞれの持って生まれた運を伸ばす「運命のラッキーカラー」。財布や手帳といったふだん持ち歩くアイテムやカップなど毎日使うものに取り入れることで、幸運を引き寄せるパワーをじわじわアップ。また、重要なプレゼンや面接といったここぞという時の勝負服に取り入れて、運を味方につけて。

四緑木星 ディープグリーン	九紫火星 ラベンダー	二黒土星 マンダリンオレンジ
三碧木星 フレッシュグリーン	五黄土星 ブラウンイエロー	七赤金星 オータムレッド
八白土星 ショコラブラウン	一白水星 グレイッシュブルー	六白金星 ゴールド&シルバー

木

三碧木星 四緑木星

木の「気」を持つ三碧・四緑の人には、木をイメージさせるグリーン系のウェアがおすすめ。また、木を成長させるブルー系で、しなやかボディに。

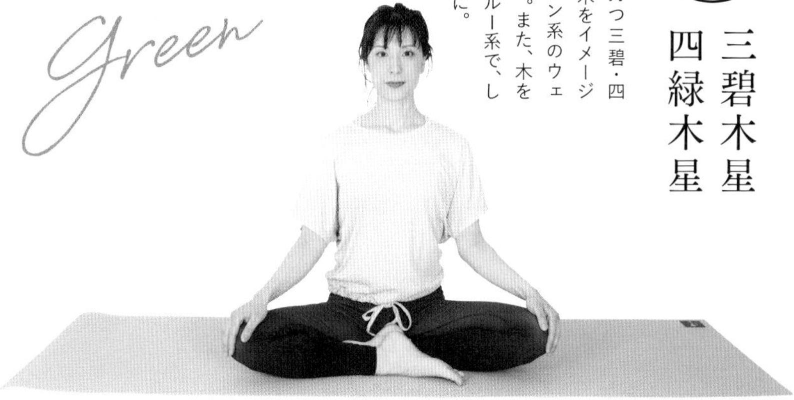

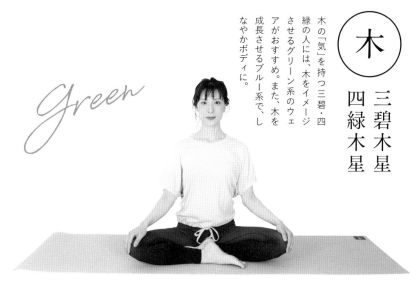

Purple

火

九紫火星

火の「気」を持つ九紫火星。火というと赤を連想しますが、実はパープルがおすすめ。マットやウェアにパープル系を取り入れることでバランスよくパワーアップ。

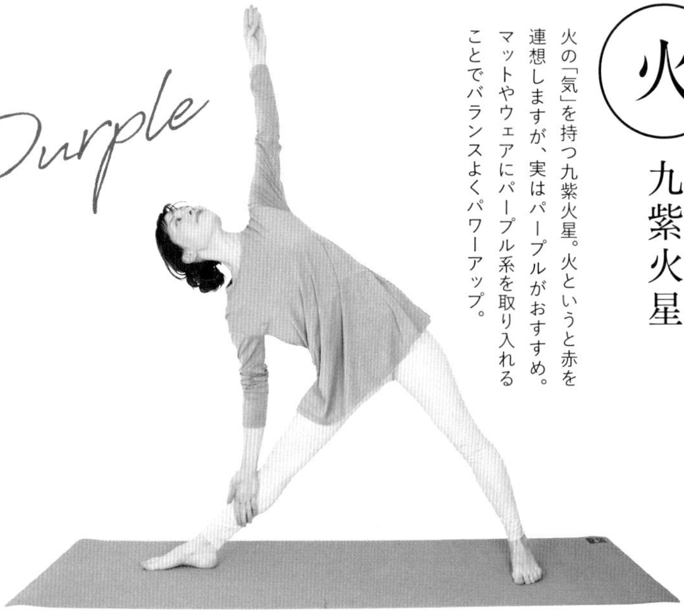

土

二黒土星 五黄土星 八白土星

土の「気」を持つ二黒・五黄・八白の人は土を活かす火の「気」のある赤系、土を思わせるブラウン系が◎。なかでもオレンジはそのふたつを併せ持つラッキーカラー。

Orange

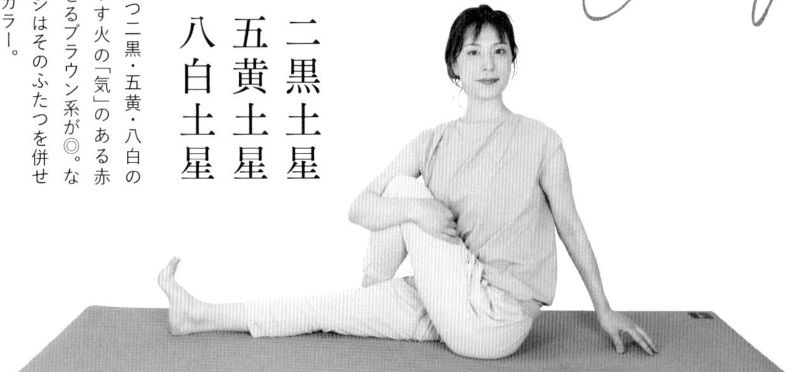

金

六白金星
七赤金星

金の「気」を持つ六白、七赤の人は、金を思わせるイエローのウェアを。もちろん、白や赤を選んでも大丈夫。

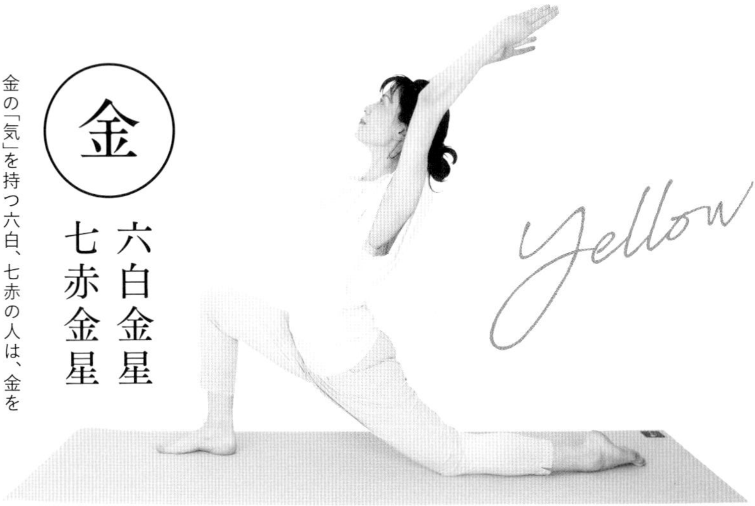

Yellow

水

一白水星

水の「気」を持つ一白におすすめなのが、ブルー系のウェア。このほか、金の「気」も相性がよいので、白いウェアもポジティブなエネルギーを高めてくれます。

Blue

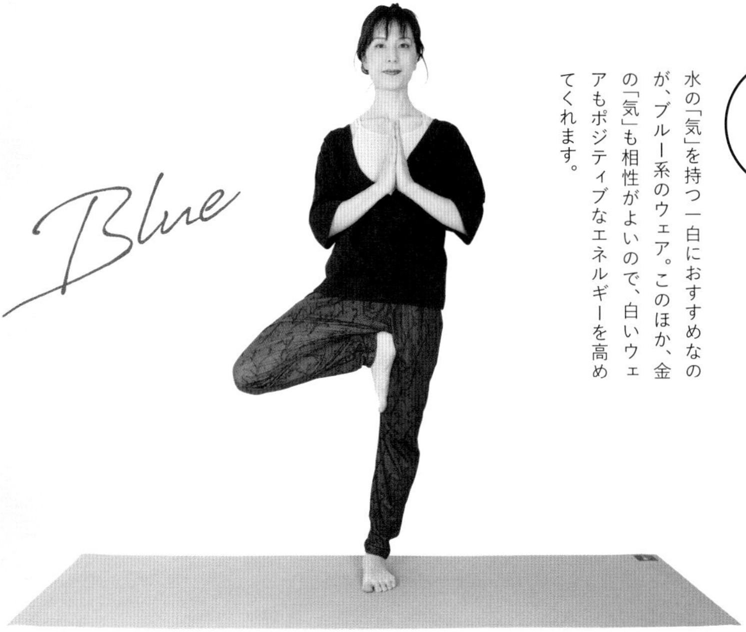

風水を知る 5

3つの要素のバランス「三才」を意識する

風水の「三才」

天　チャンスとタイミング。先天的に持って生まれた運。

人　人への優しさ、感謝の心。無意識に心が生み出す気。

地　環境を整え、努力を重ねることで得られる後天的な運。

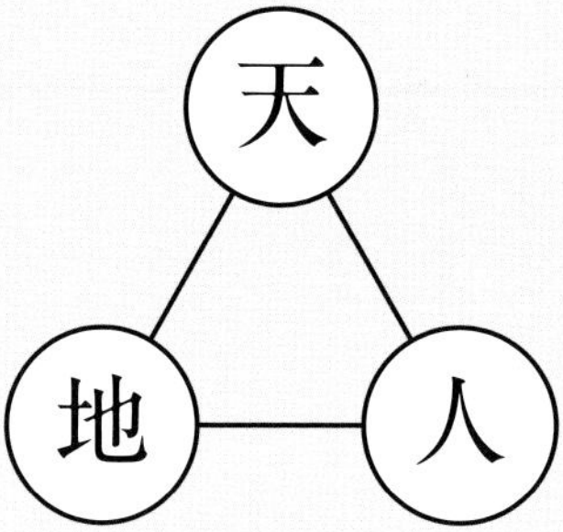

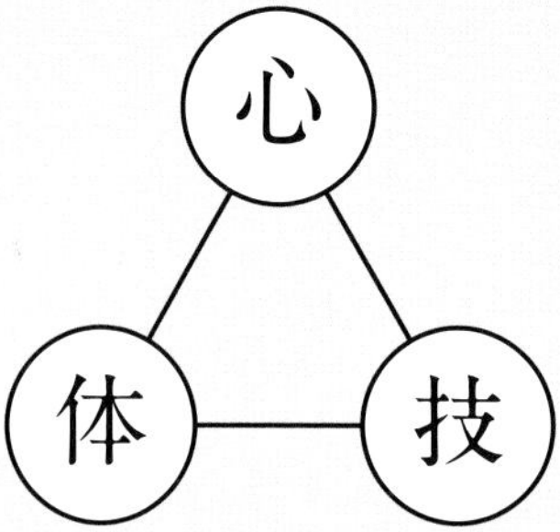

ヨガの「三才」

心　メンタル。穏やかで前向きな心。

技　テクニカル。ヨガポーズの技術。

体　フィジカル。伸びやかで健康的な体。

風水には、「三才の観」という開運の考え方があります。「天」・「地」・「人」の3つのバランスを整えることで、よい運がやってくるという考え方です。時の運、人とのご縁、そして自身の努力、このバランスが大切なのです。ヨガでいうなら、スポーツ全般によくいわれる「心」・「技」・「体」がこれにあたると考えられます。

いずれの三才も、足し算ではなく、掛け算をイメージしてください。そして、もっとも大切なのは3つの要素のバランスです。心穏やかに、体に無理なくのびのびとヨガの技を磨くことで、幸運を呼びこむ「幸せ体質」をぜひ手に入れてください。

Chapter.1

幸せ体質になる 美姿勢ヨガ

姿勢が美しいと見た目のイメージがよいだけでなく、風水から見てもハッピーな運気を取りこむ必須条件です。人間の体の中で、背骨はいわば運気の通り道。背中を丸めた姿勢、いわゆる猫背だと、せっかくのよい運気も滞ってしまうことになるのです。また、体が柔軟であることも運気をアップする秘訣。心身の不調を引き起こすストレスをためこんでしまうと、体は硬くなり、運気もダウンしてしまいます。逆にいえば、体を柔軟にすることでストレスをためにくくすることができるのです。

姿勢をよくするもうひとつのメリットが呼吸が深くなること。呼吸が浅いと脳に運ばれる酸素も少なくなり、よいアイデアも浮かびません。また、代謝が低下し、疲れやすくなるともいわれています。「美姿勢ヨガ」でストレスに強く、新鮮な空気をたっぷり吸いこめる体を作りましょう。

Tadasana

山のポーズ

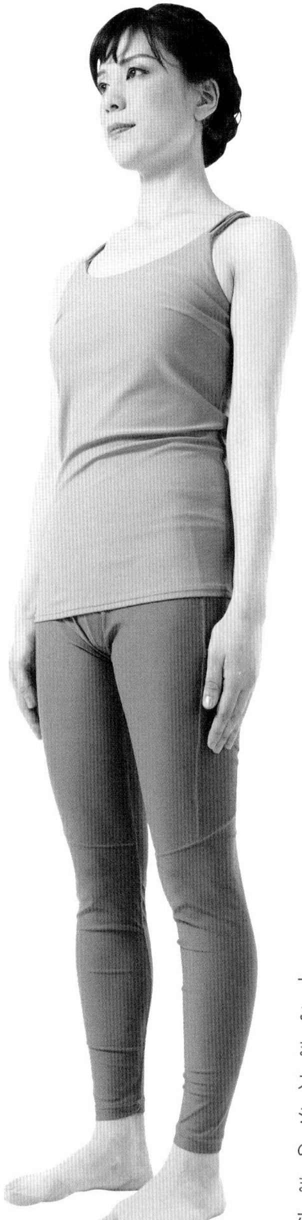

一見ただ立っているだけに見えるこのポーズには、ヨガの叡智が詰まっています。すべてのヨガポーズは、この山のポーズのバリエーションともいわれるほど。すべてのポーズの基本でもあり、さまざまなポーズを習得することでこのポーズが磨かれていくのです。

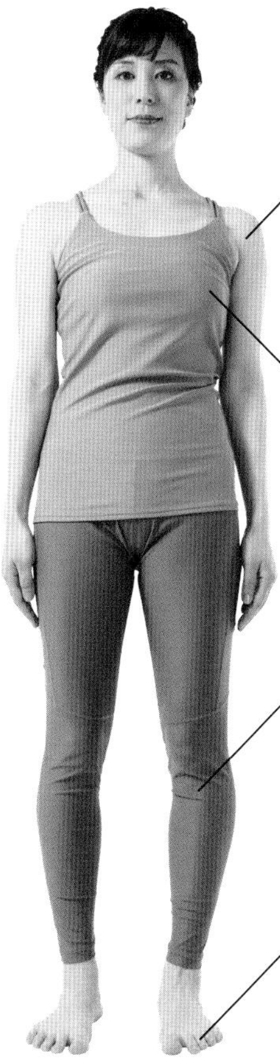

FRONT

両足は腰幅程度に軽く開いて立ちます。上から引っ張られ、地面に垂直に立っているイメージ。最小限の力で立つことができるため、長時間疲れにくく、揺れにも強いもっとも安定した姿勢です。

肩は力を抜いてリラックスする。

胸は無理に力をかけない程度に開く。

脚は地面に対して垂直を保ち、脚は正面に向ける。

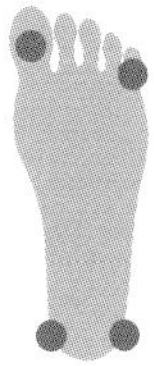

親指、小指、かかとの内側、かかとの外側の4点で立つ。

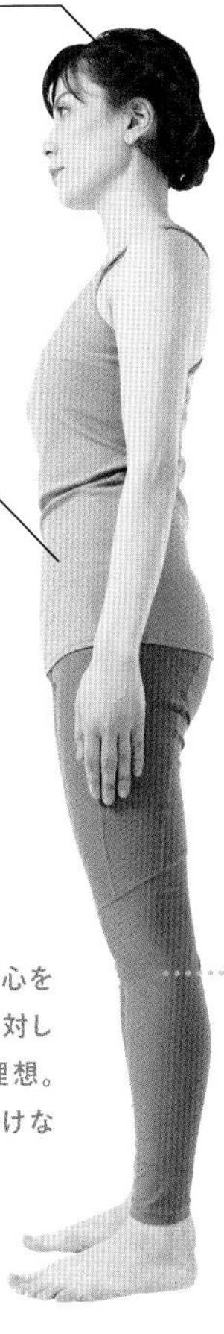

頭は正面に向け、真上に引き上げられているようなイメージで。

腰はもっとも緊張の少ない自然なカーブを描くように。お腹やお尻を突き出さないように注意。

SIDE

耳の穴・肩・腰と足の中心を結ぶ縦のラインが床に対して垂直であることが理想。とくに膝はロックをかけないように注意します。

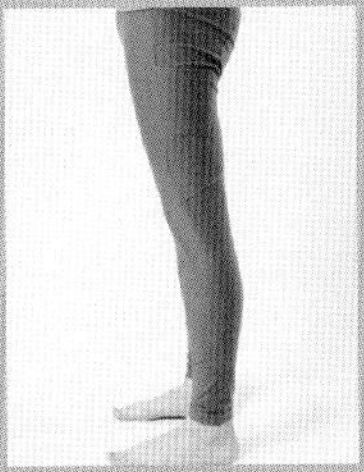

POINT LESSON

きちんと立とうと意識をすることで、脚に余計な力を入れすぎて「過伸展」というロックをかけたような状態になる人がいます。膝が床に対して垂直より後ろにいっている状態を指します。

太陽礼拝のポーズ

Urdhva Hastasana

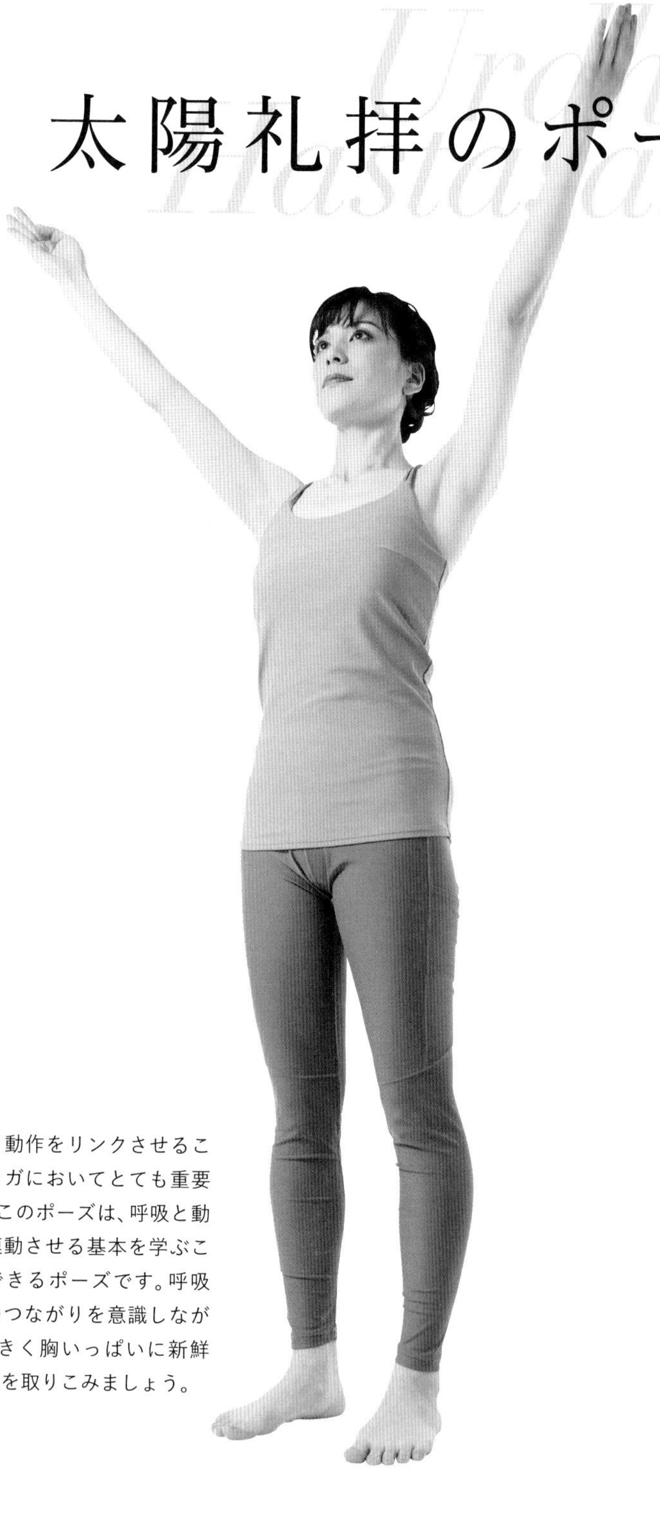

呼吸と動作をリンクさせることはヨガにおいてとても重要です。このポーズは、呼吸と動作を連動させる基本を学ぶことができるポーズです。呼吸と体のつながりを意識しながら、大きく胸いっぱいに新鮮な空気を取りこみましょう。

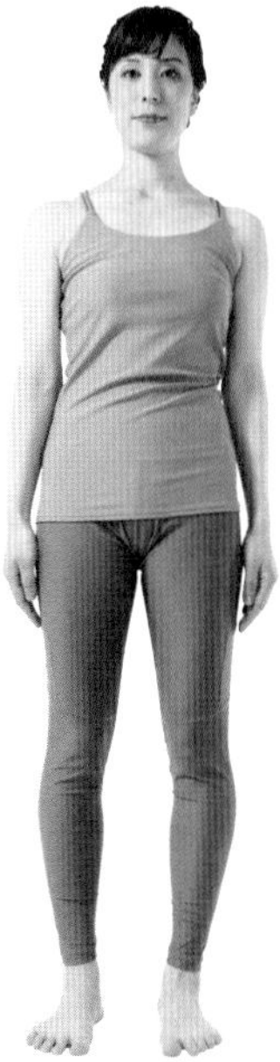

1

両足を正面に向け腰幅程度に開いて立つ

「木のポーズ」の要領で、頭も正面に向け、真上に引き上げられているイメージで立つ。肩の力は抜いて、リラックス。

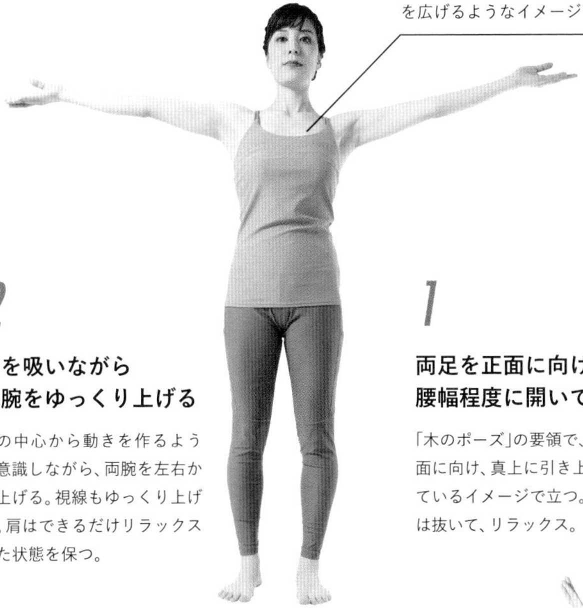

腕を上げながら、胸を開きます。この時、鳥がふんわりと翼を広げるようなイメージで。

2

息を吸いながら両腕をゆっくり上げる

胸の中心から動きを作るように意識しながら、両腕を左右から上げる。視線もゆっくり上げる。肩はできるだけリラックスした状態を保つ。

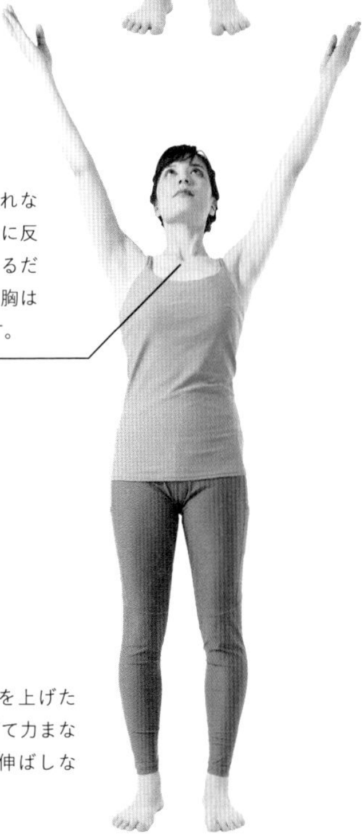

首はうなじがつぶれない程度に、のびやかに反らせます。肩はできるだけリラックスさせ、胸はやわらかく広げます。

3

万歳の状態で息を吸いきる

万歳の状態まで腕を上げたら、軽く上を見上げて力まない程度に縦に体を伸ばしながら息を吸いきる。

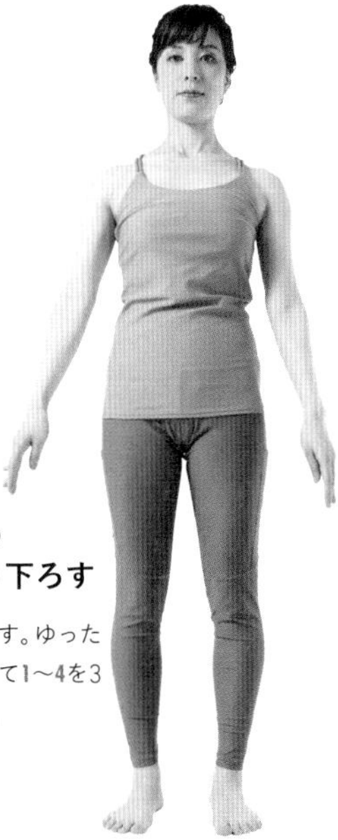

4

息を吐きながら両腕をゆっくり下ろす

逆の動きで腕を下ろす。ゆったりとした呼吸にのせて1～4を3～5回程度繰り返す。

Vrksasana

立ち木のポーズ

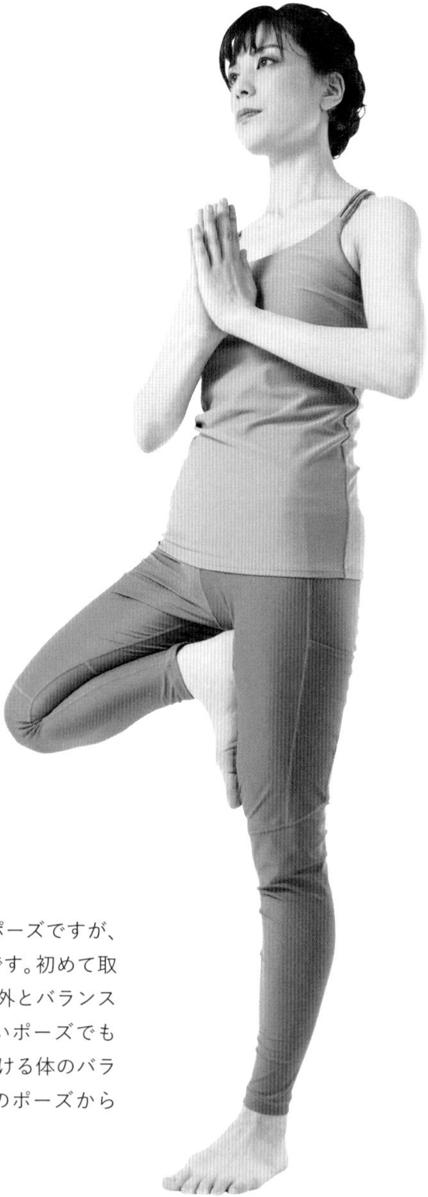

シンプルな立位のポーズですが、何事も基本が大切です。初めて取り組んでみると、意外とバランスを保つことが難しいポーズでもあります。ヨガにおける体のバランスの取り方をこのポーズから学びましょう。

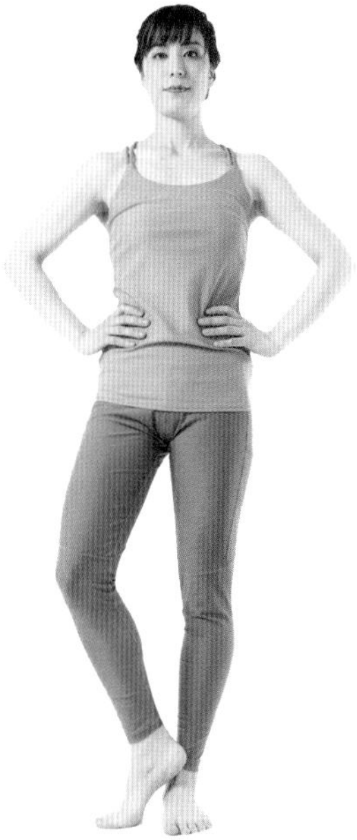

1

両足を腰幅程度に開いて立ち 右足を左足にかける

「木のポーズ」の要領で、頭も正面に向け、真上に引き上げられているイメージで立つ。右足のかかとを左足のくるぶしに軽くのせる。

2

右足を持ち上げ 足裏を左脚の付け根に

右足を持ち上げ、足首を右手で持って左脚の付け根の内側につける。慣れてきたら、前かがみにならないように。右足裏と左脚で互いに軽く押し付け合うようにしてバランスを取る。

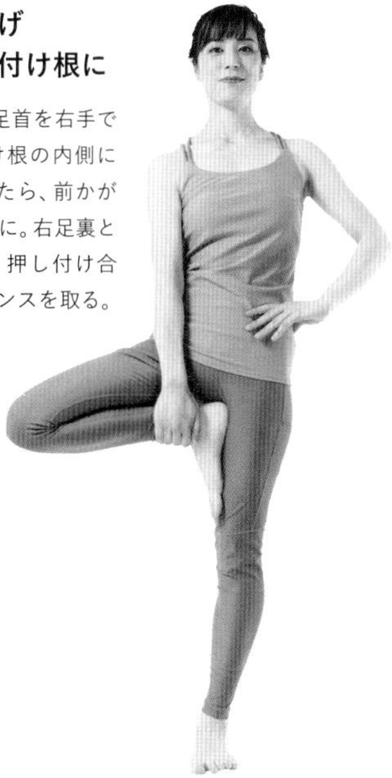

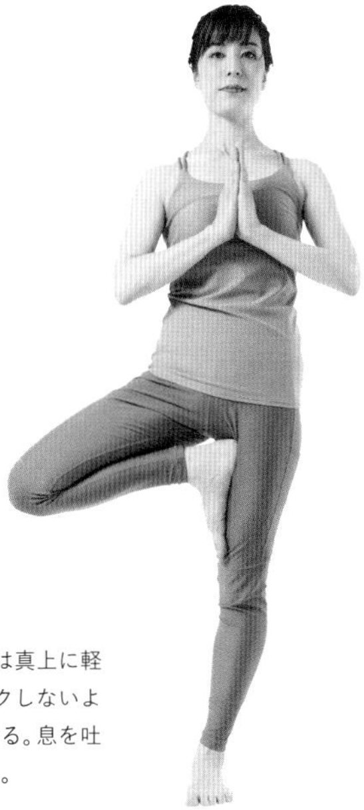

3

手は合掌し 深く5〜10呼吸する

右手を離して合掌し、深呼吸する。頭は真上に軽く引き上げ、肩の力は抜く。足はロックしないように注意し、力まない程度に踏みしめる。息を吐きながら手を下ろし、左も同様に行う。

Mariarasana

ネコのポーズ

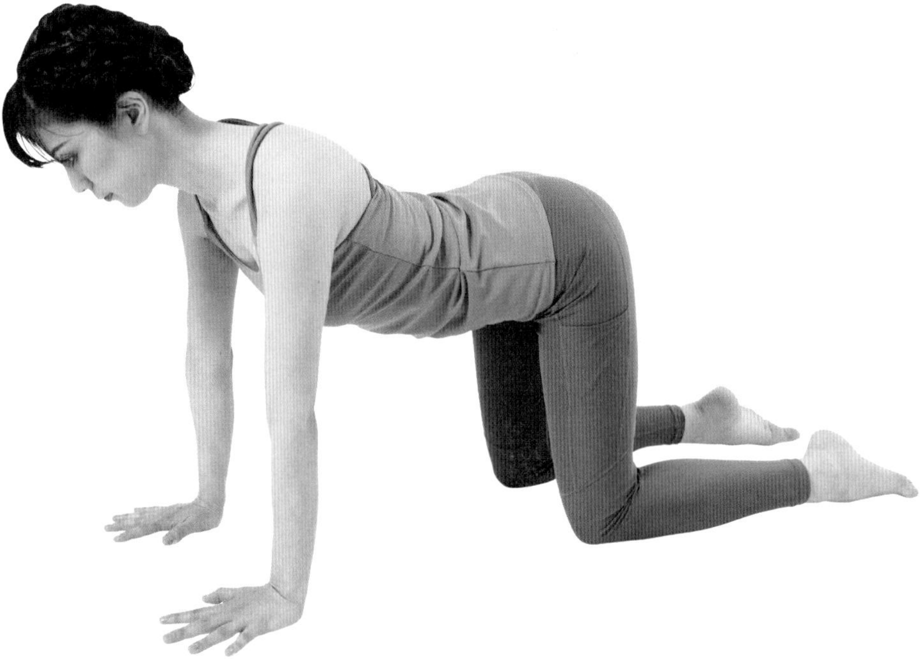

やわらかく呼吸しながら背中を丸める・反らせることを繰り返すポーズ。肩甲骨を柔軟にし、しっかりと胸いっぱいに呼吸することができるようになります。呼吸と体をリンクさせるウォーミングアップにもなるポーズです。

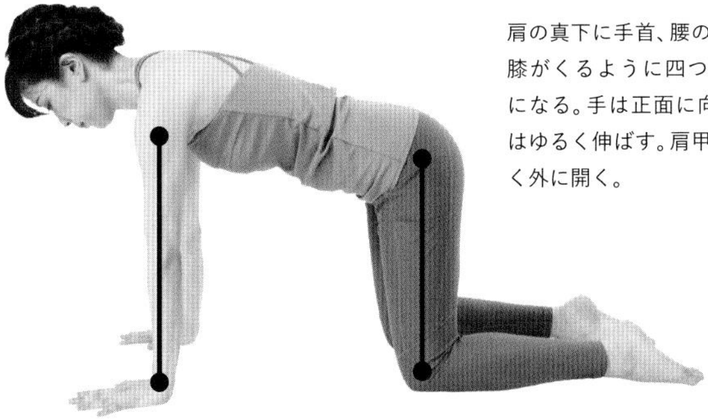

1

四つんばいになり 腕と太ももを垂直に

肩の真下に手首、腰の真下に膝がくるように四つんばいになる。手は正面に向け、首はゆるく伸ばす。肩甲骨は軽く外に開く。

FRONT

前から見た時も腕と太ももが床に対して垂直になるように。

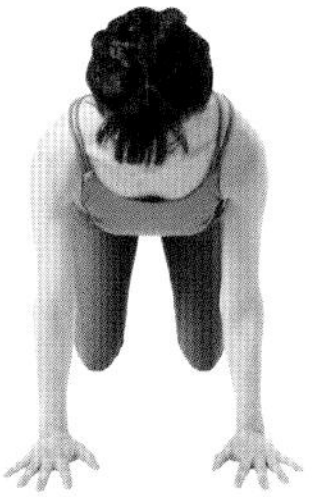

手は正面に向ける。手首のシワが内側と外側で同じ深さになるように。

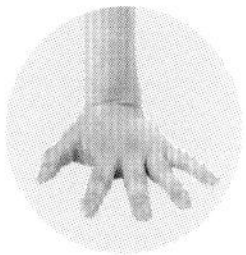

2

息を吸いながら 背中を軽く反らせる

腰に力が入らない程度にソフトに反らせる。首も後ろに倒さず、ゆるやかに斜め上に伸ばす。ネコが伸びをするイメージで。

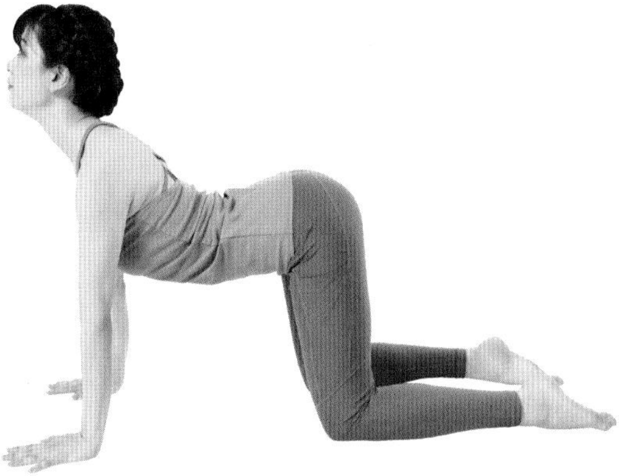

3

息を吐きながら 背中を丸くする

手で軽く床を押し、肩甲骨あたりを軽く盛り上げるように背中を丸くする。首は脱力し、尾骨は軽く下を向ける。**2**～**3**を5～10回、2、3分程度繰り返す。

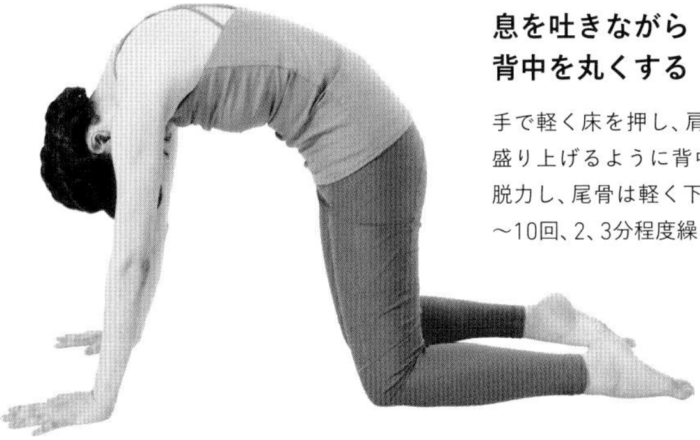

Dandayamna Bharmanasana

トラのポーズ

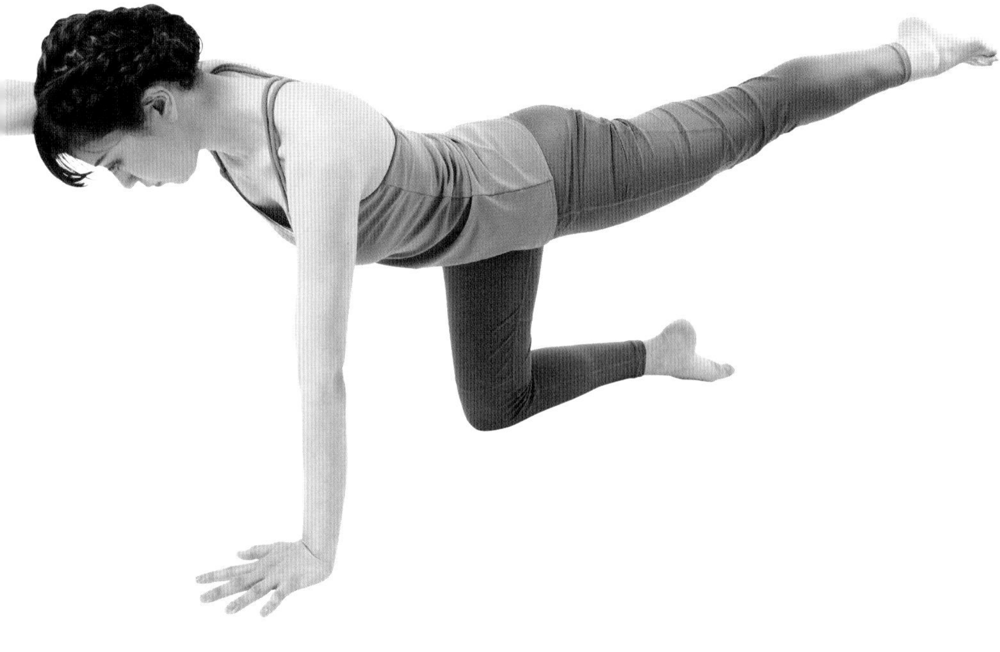

別名「ネコのバランスポーズ」とも呼ばれ、体幹と長時間のデスクワークで緩みがちな背中からお尻、太もも裏にかけての筋肉を鍛えられるポーズです。体幹を鍛えることで、美しい姿勢をキープしやすくなります。呼吸することを忘れないように取り組みましょう。

1

四つんばいになり腕と太ももを垂直に

肩の真下に手首、腰の真下に膝がくるように四つんばいになる。手は正面に向け、首はゆるく伸ばす。肩甲骨は軽く外に開く。

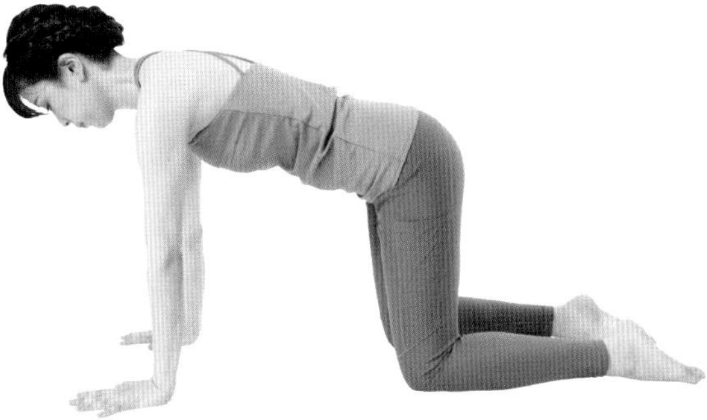

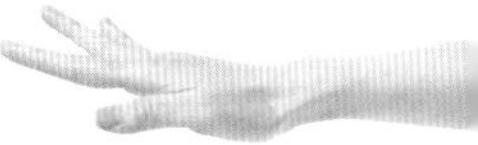

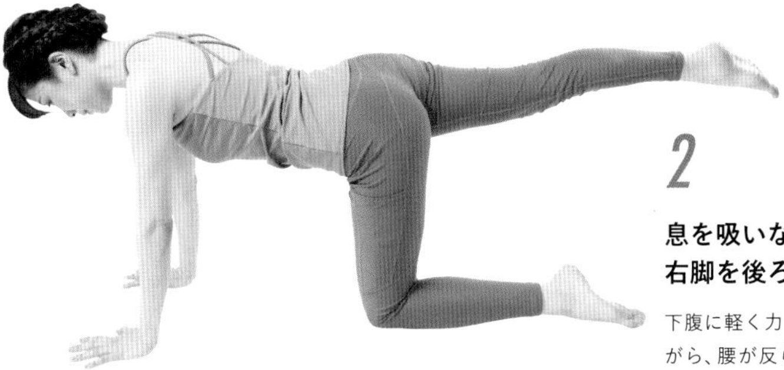

2

息を吸いながら右脚を後ろに伸ばす

下腹に軽く力を入れてバランスを取りながら、腰が反らないように右脚を後ろに伸ばす。太ももが背中の延長線上に来るように。足先は力を抜く。伸ばしきったら軽くひと息つく。

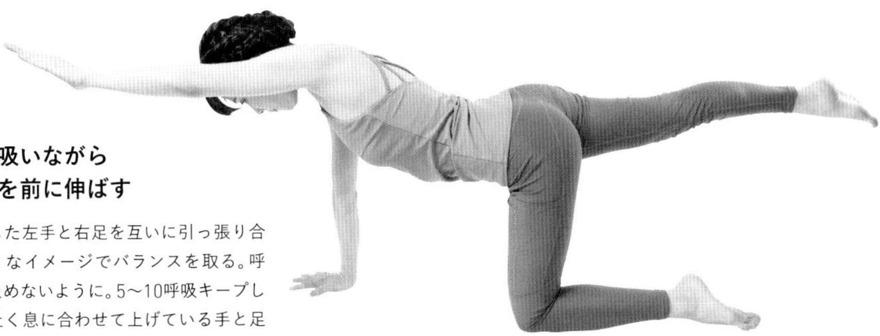

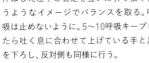

3

息を吸いながら左腕を前に伸ばす

伸ばした左手と右足を互いに引っ張り合うようなイメージでバランスを取る。呼吸は止めないように。5〜10呼吸キープしたら吐く息に合わせて上げている手と足を下ろし、反対側も同様に行う。

子犬伸ばしのポーズ

Uttana Shishosana

犬や猫がうーんと伸びをしている時のような、心地よいポーズ。ただし脱力しすぎると首や腰に負担がかかってしまうので、ゆったりとした流れの中でポーズを行う意識を持ち続けて。

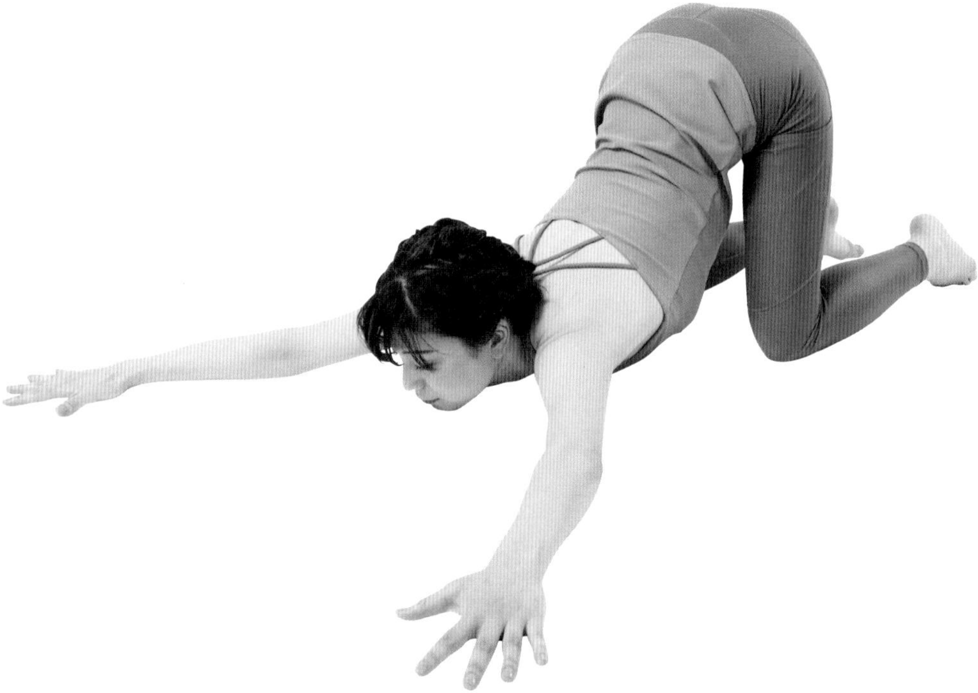

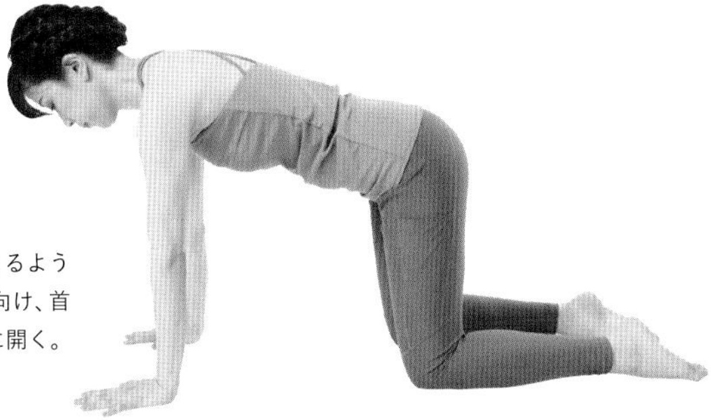

1

四つんばいになり
腕と太ももを垂直に

肩の真下に手首、腰の真下に膝がくるように四つんばいになる。手は正面に向け、首はゆるく伸ばす。肩甲骨は軽く外に開く。

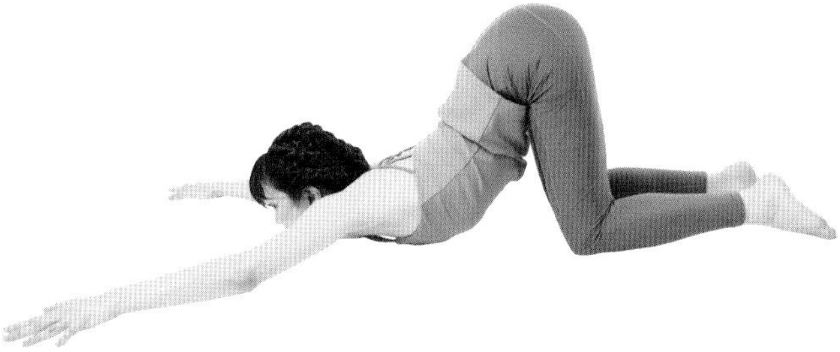

2

両手を前に置き
上半身を胸から下ろす

腹圧をキープしながら、両手をマット左右の前方の角に置き、上半身を胸から下ろす。首はうなじをつぶさないように穏やかに伸ばしきる。太ももは床に対して垂直に保つ。

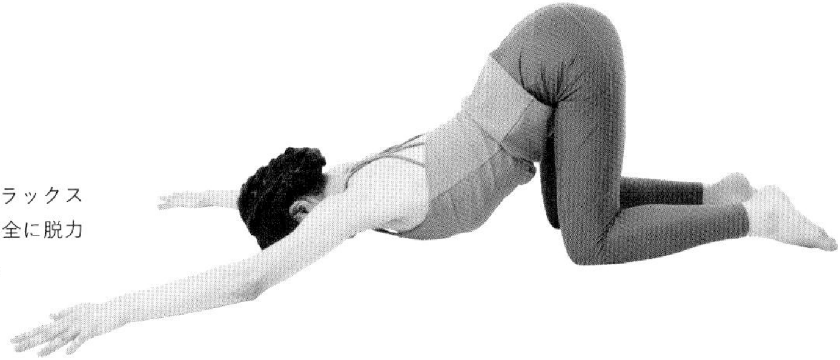

3

額かあごを
床につける

額かあごを床につけて、リラックスし、深く5〜10呼吸する。完全に脱力してしまわないように注意。

for beginner

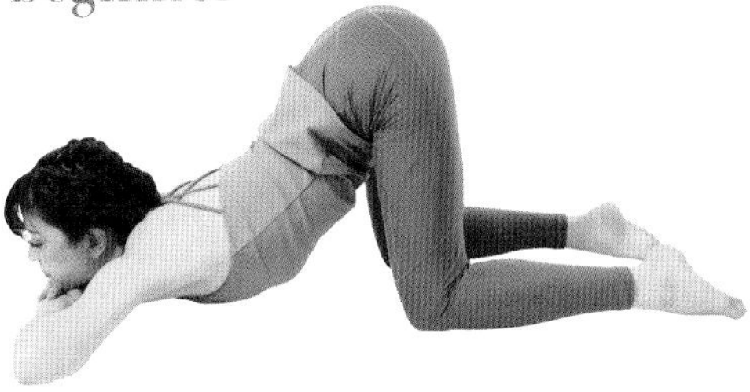

負荷が強すぎると感じる場合は、肘を曲げてあごをのせるスタイルで行ってみてください。慣れてきたら片腕ずつ行ってもOK。

Bhujangasana

コブラのポーズ

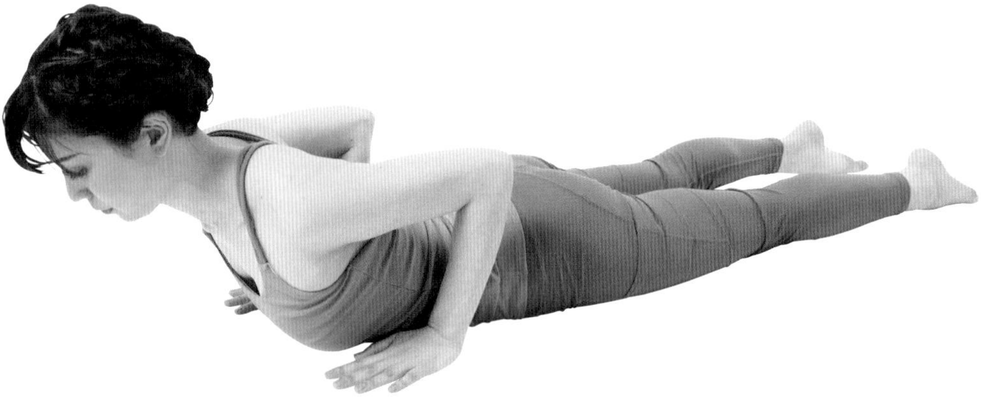

ヨガにおいて大切なのは、カタチの美しさではなく、そのポーズがいかにそれぞれのパーツに心地よく働きかけるかということです。ヨガで行う体を後ろに曲げる（後屈する）ポーズは、体を反らせるというより、胸を開き呼吸を深めるイメージで取り組むようにしましょう。

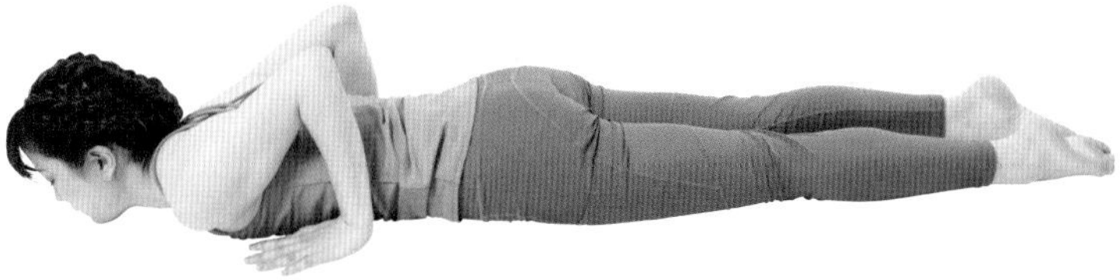

1

うつぶせになり両手を胸の横に置く

うつぶせになり、両足は腰幅程度に開いて、手は胸の横に置く。脇を軽く締め、脚はゆるやかに伸ばす。

2

息を吸いながら上体を起こす

肩先をゆるやかに耳から遠ざけて脇を締め、二の腕の後ろ側を後ろに引くイメージで、軽く上体を起こす。胸は放射状に開くイメージ。下半身も力まず、尾骨が斜め下方向にゆるやかに伸ばす。

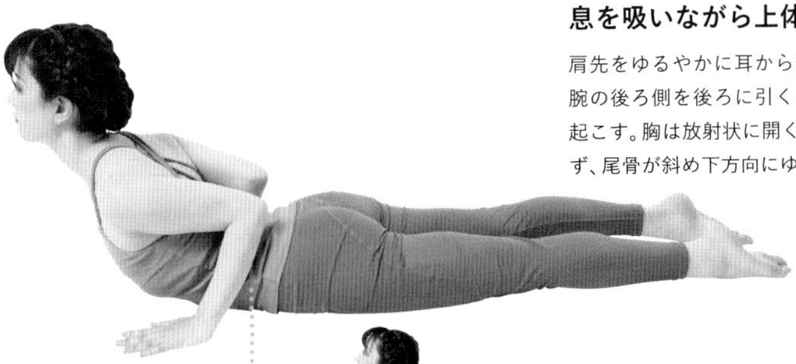

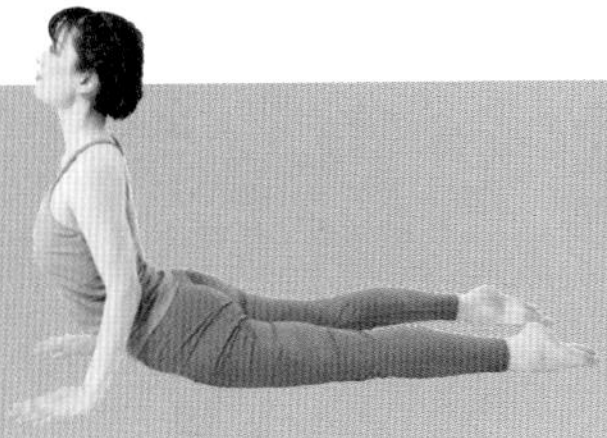

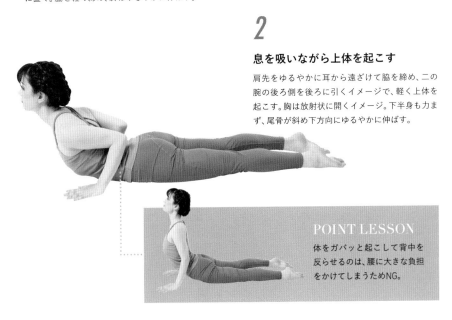

POINT LESSON

体をガバッと起こして背中を反らせるのは、腰に大きな負担をかけてしまうためNG。

---

for beginner

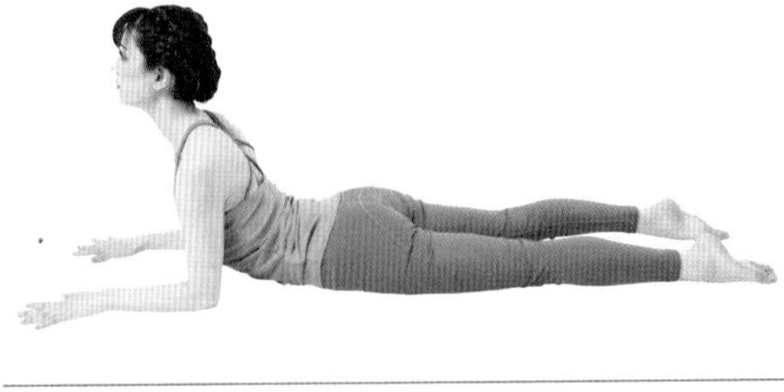

腰に不安があったり、背中がこわばりすぎている人は肘を肩の真下に置いて上体を保つ「スフィンクスのポーズ」にトライしてみてください。このポーズでも十分に胸を開くことができます。

[美姿勢ヨガ]

Morning Menu

5 minutes

ゆるやかに体のスイッチを入れる

体をゆっくりと目覚めさせる、ゆるやかなメニュー。
体の中の空気を入れ替えるイメージで取り組んで。

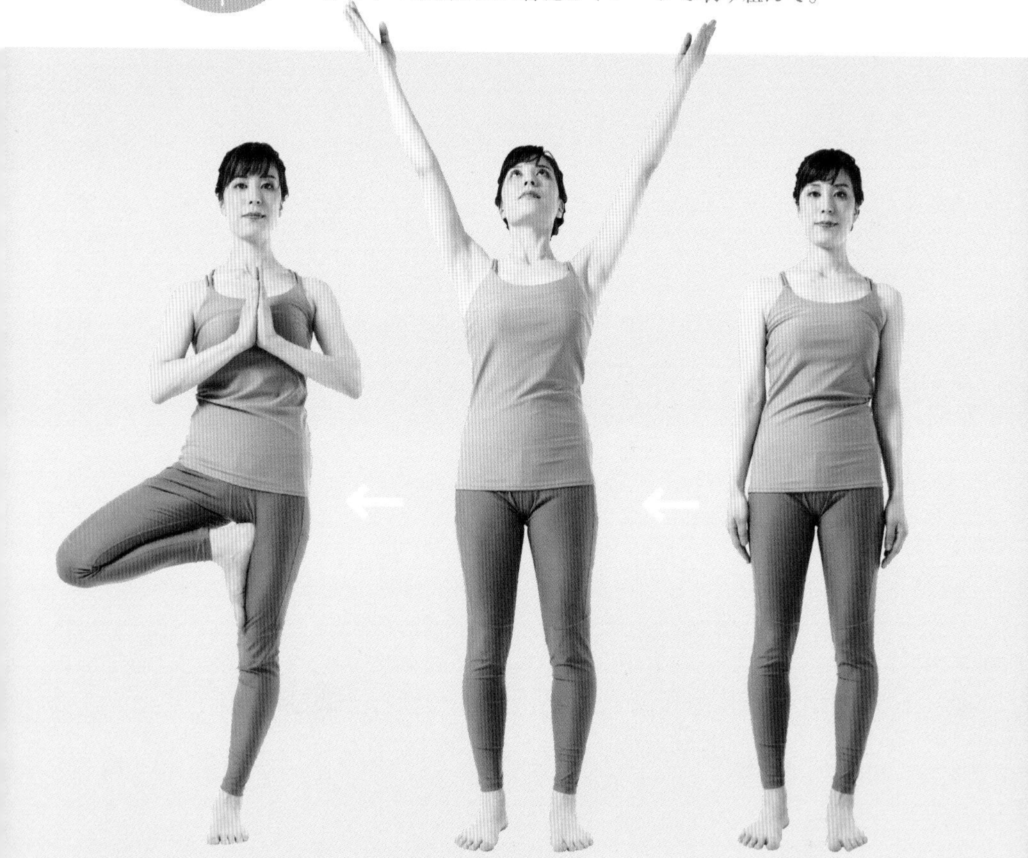

立ち木のポーズ

右足裏を左脚付け根につけ、深呼吸しながら5〜10呼吸キープ。反対側も同様に行う。

●P30参照

太陽礼拝のポーズ

息を吸いながら左右の腕をゆっくりと持ち上げ、万歳の状態で息を吸いきる。

●P28参照

山のポーズ

体全体が床に対して垂直になるようにゆるやかに立つ。ゆったりとした呼吸は常に保って。

●P26参照

目覚めたらまずカーテンと窓を開け、部屋全体に新鮮な空気を取りこみます。
そして朝のヨガメニューで、体の中にも新しい空気を行きわたらせて。

5 minutes

流れをよくしてアクセルを全開に

なんだか呼吸が浅いかも？ という朝におすすめな
全身をしっかり使って呼吸を深めるメニュー。

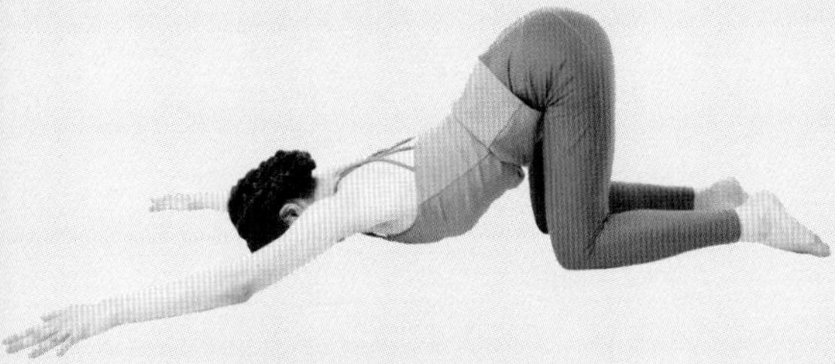

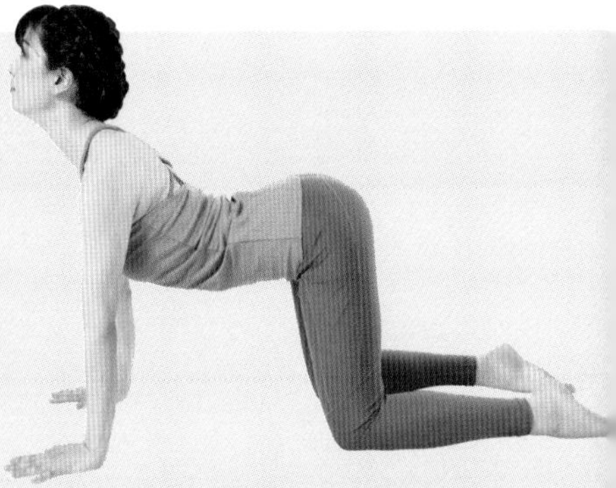

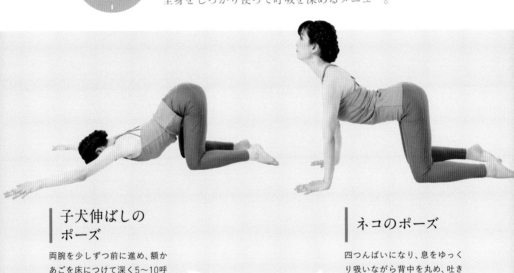

子犬伸ばしのポーズ

両腕を少しずつ前に進め、額かあごを床につけて深く5〜10呼吸する。

●P36参照

ネコのポーズ

四つんばいになり、息をゆっくり吸いながら背中を丸め、吐きながら軽く反らせる。

●P32参照

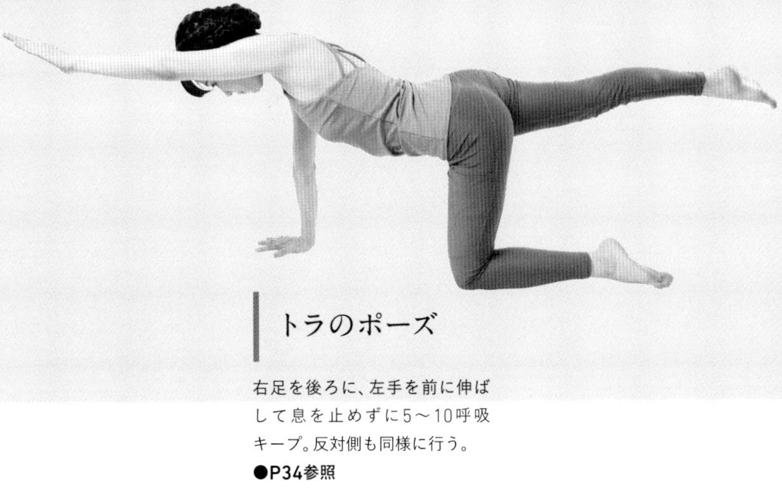

トラのポーズ

右足を後ろに、左手を前に伸ばして息を止めずに5〜10呼吸キープ。反対側も同様に行う。

●P34参照

[美姿勢ヨガ]

Day Time Menu

5 minutes

やる気をパワーチャージ

午前中にひと仕事終え、ちょっと疲れを感じたら
呼吸を深めながら血のめぐりもよくするメニューを。

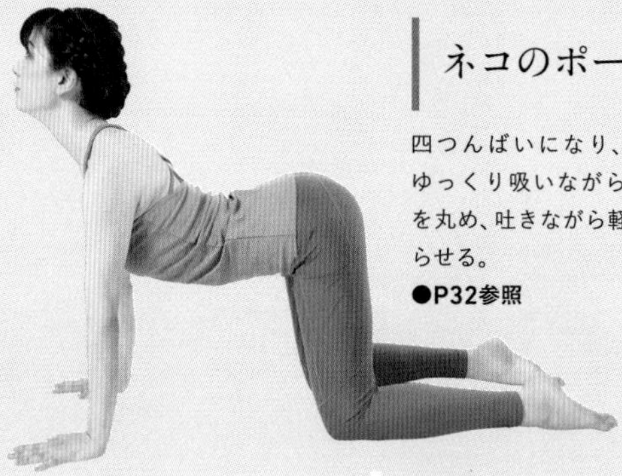

ネコのポーズ

四つんばいになり、息をゆっくり吸いながら背中を丸め、吐きながら軽く反らせる。

●P32参照

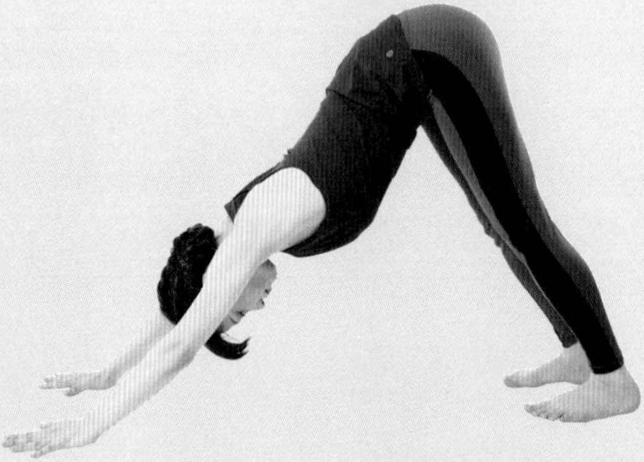

ダウンドッグのポーズ

四つんばいから背すじを伸ばしたままお尻を高く引き上げる。余裕があればかかとを床につける。

●P82[Chapter.3]参照

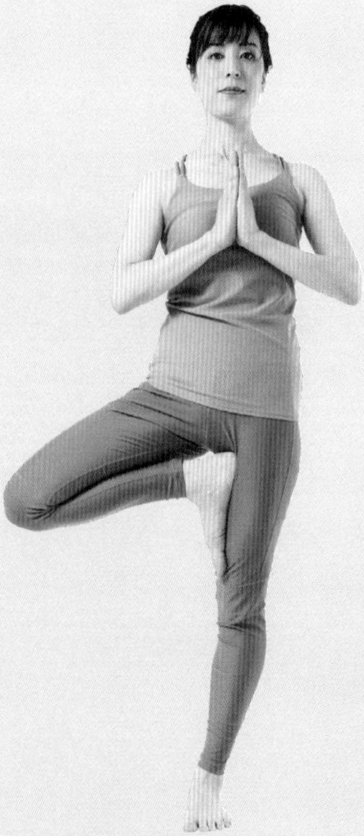

立ち木のポーズ

右足裏を左脚付け根につけ、5～10呼吸キープ。反対側も同様に行う。

●P30参照

**風水では、重要な仕事などは午前中にこなすのがおすすめです。
たまった疲れは、昼休みのヨガで帳消しに。午後へのエネルギーをチャージ！**

3 minutes

座ったままできるネコのポーズ

長時間デスクワークを続けていると、つい前かがみに。
座ったままできるネコのポーズで、猫背をリセット。

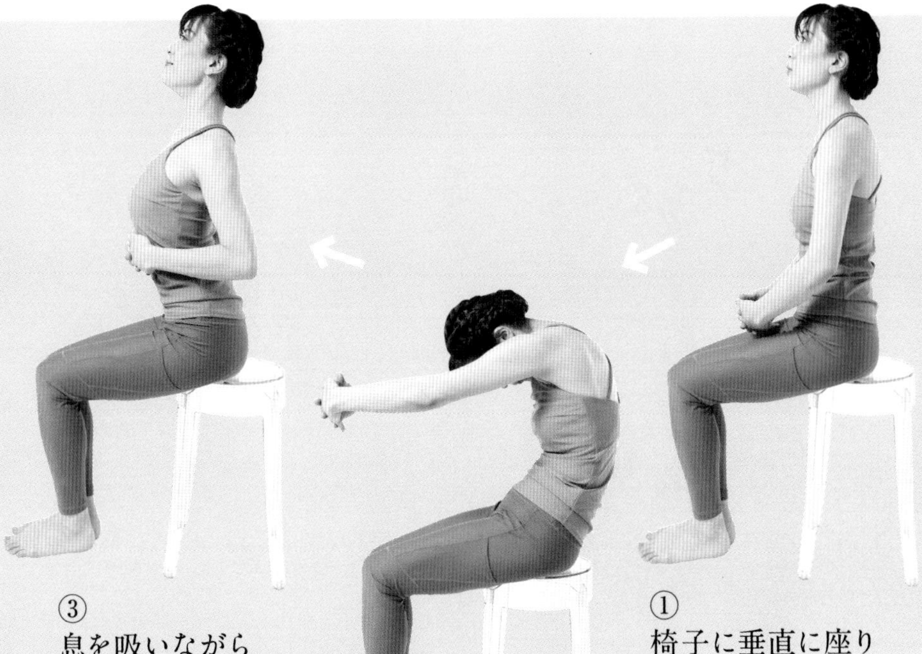

①
椅子に垂直に座り軽く手を組む

腰から上、膝から下が床に対して垂直になるように座る。背もたれがある場合は、浅く腰かける。

②
息を吐きながら背中を丸くする

組んだ手を軽く前に出し、息を吐きながら背中を丸くする。大きなボールを抱えるようなイメージで、肩甲骨を開く。

③
息を吸いながら胸を開く

組んだ手を戻しつつ、息を吸いながら軽く背中を反らせるように胸を開く。

[美姿勢ヨガ]

Night Menu

5 minutes

体と心をときほぐす

深呼吸しながら体をやわらかくほぐすヨガメニュー。

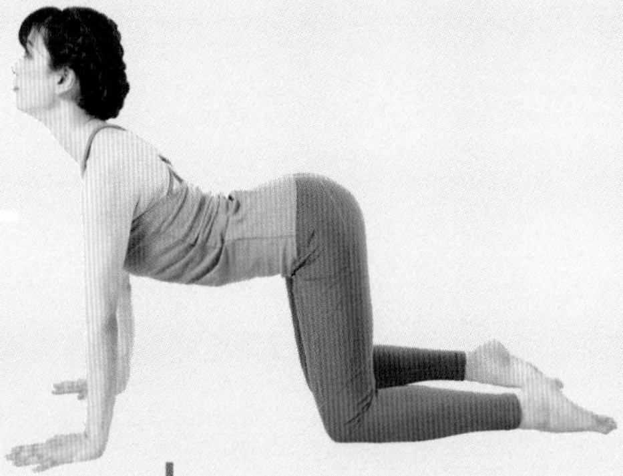

ネコのポーズ

四つんばいになり、息をゆっくり吸いながら背中を丸め、吐きながら軽く反らせる。

●P32参照

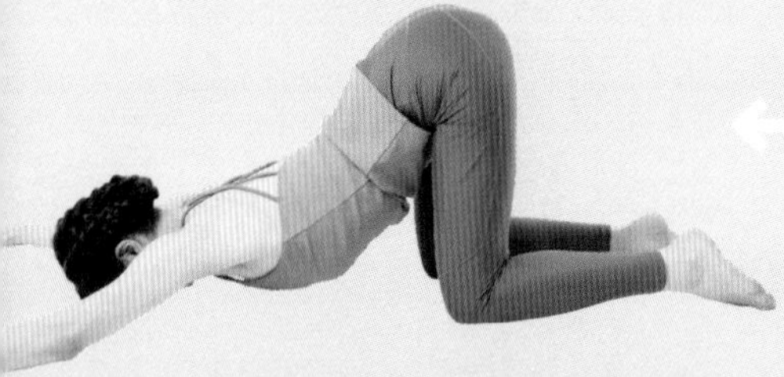

子犬伸ばしのポーズ

四つんばいになり、両手を前に置いて上半身を胸から下ろす。額かあごを床につけ、深呼吸しながら5〜10呼吸キープ。

●P36参照

コブラのポーズ

うつぶせになり、両手を胸の横に置く。脇を締めて息を吸いながら上体を起こし、5〜10呼吸保つ。

●P38参照

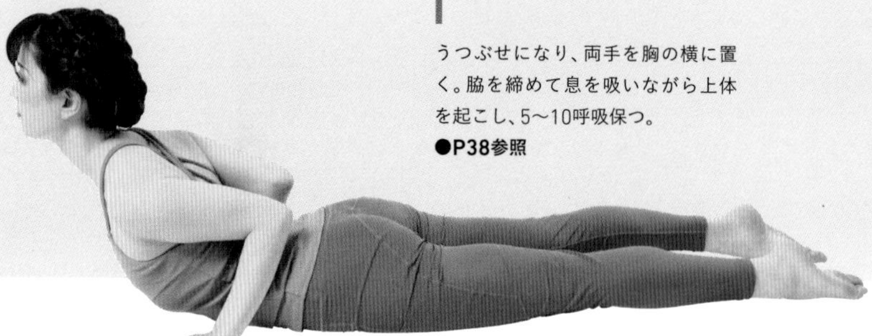

よい運気を取り入れるには、質のよい眠りはマスト！
夜ヨガで軽く体の流れをよくしてから就寝することで、深い眠りが得られます。

5 minutes

明日に向けて体をリセット

１日中デスクワークしてしまった日などにおすすめな
滞ったら体の中の流れを整えるヨガメニュー。

ネコのポーズ

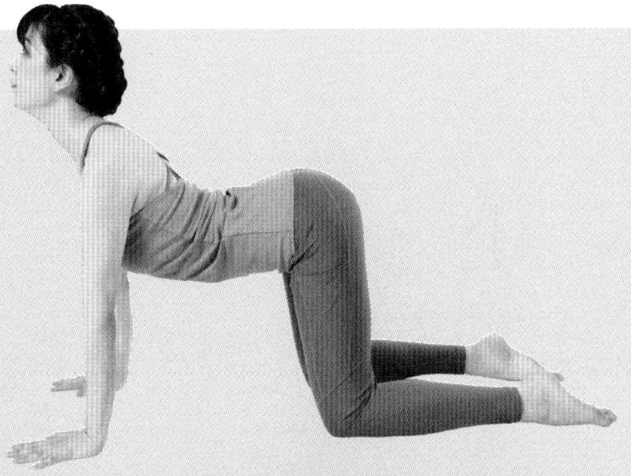

四つんばいになり、息をゆっくり吸いながら背中を丸め、吐きながら軽く反らせる。
●P32参照

↓

針の糸通しのポーズ

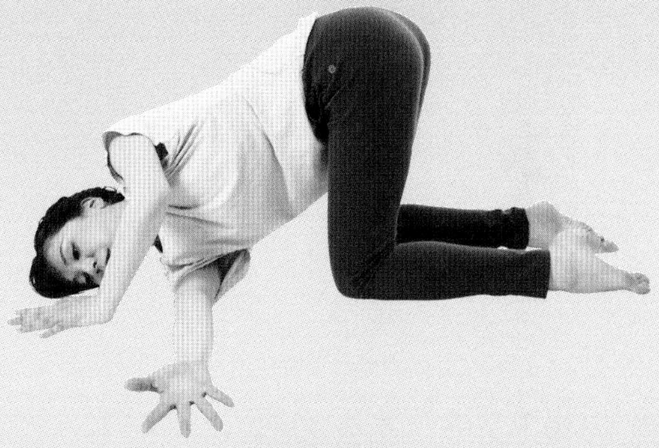

四つんばいから、右腕を横に伸ばす。左腕は腰に回して上体を軽くねじり、5〜10呼吸キープ。反対側も同様に。
●P94［chapter.4］参照

↓

子犬伸ばしのポーズ

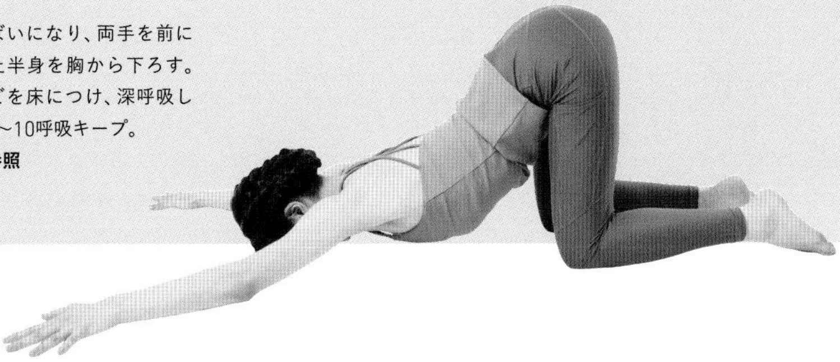

四つんばいになり、両手を前に置いて上半身を胸から下ろす。額かあごを床につけ、深呼吸しながら5〜10呼吸キープ。
●P36参照

Column.01

幸せを呼ぶ 風水インテリア

運気を呼びこむには、住空間を快適に整えることがとても大切。インテリアに風水を取り入れることで、いっそうパワーアップ！

Living Room リビング

リビングは家の中心。大きめのラグや家具などは落ち着いた色と形を選んで。ラッキーカラーは小物でプラスするとよいでしょう。間接照明やアロマでリラックス効果をアップするのもおすすめ。観葉植物や花を置くことで、プラスの気を補充してくれます。

Bath Room バスルーム

浴室や洗面台には、「水」のエネルギーが集中します。「水」の気は影響を受けやすく、プラスにもマイナスにも転じやすいので、いつも清潔に美しく整えておくことが重要。鏡が汚れているとビューティー運がダウンするので、きれいに磨き上げて。

Entrance 玄関

玄関は幸運の入り口でもあります。何よりもまず帰ってくるのが楽しくなるような空間づくりを。においや湿気対策も万全に！

Bed Room ベッドルーム

十分な睡眠は、運を呼びこむ最高の方法。ベッドリネンやパジャマは肌触りがよいものを選んで。寝る時間は「子(ね)の刻」＝23〜1時がベスト。1週間に1度でもこの時間に眠るようにしてみて。また、寝る時はカーテンを必ず閉め、照明も消すのがおすすめ。

Kitchen キッチン

キッチンは命を作る土台となる場所。シンクやレンジ周りはピカピカに磨き、通気性をよくしてすっきりとした空間作りを意識して。

風水インテリア 9つの基本

1. まずは住み心地を最優先して
2. お部屋をきれいに保つ
3. 不要なものはこまめに捨てる
4. 「気の流れ」を意識する
5. 自分の家を好きになる
6. 玄関はとくにきれいに！
7. 家での行動も幸運の鍵となる
8. 自分のライフスタイルを重視する
9. 「ラッキーなもの・こと・言葉」を暮らしの中に増やす

Chapter.2

心うるおう ハッピーメンタル ヨガ

忙しい日々、さまざまな不安が取り巻く現代社会では、メンタルバランスを崩してしまう人も少なくありません。幸運を呼びこむことができる人は、心が強い人であるともいえるでしょう。「心が強い」というと、タフさや力強さをイメージするかもしれません。ブレない芯の強さももちろん大切ですが、本当に強い人は、どんなことが起きても前向きに切り替えることができるしなやかな強さを兼ね備えています。つまり、剛柔併せ持った強さです。

しなやかな体作りは、しなやかな心作りにもつながります。「ハッピーメンタルヨガ」でしなやかな体を手に入れ、健やかなメンタルをキープできるように整えていきましょう。また、こうしたルーティンを暮らしの軸として続けていくことで、「デキる自分」のイメージを持つことができ、自己肯定感もアップさせることにもつながります。幸せを引き寄せる器として、心身を整えましょう。

英雄のポーズ1

胸を大きく開き、威風堂々たる英雄をイメージさせる力強いポーズで、下半身の強化につながります。全身を大きく動かすことができるので、リフレッシュにも最適。足の配置によって負荷の強さを調整することができるので、「自分の姿勢」を見つけるのにうってつけのポーズでもあります。

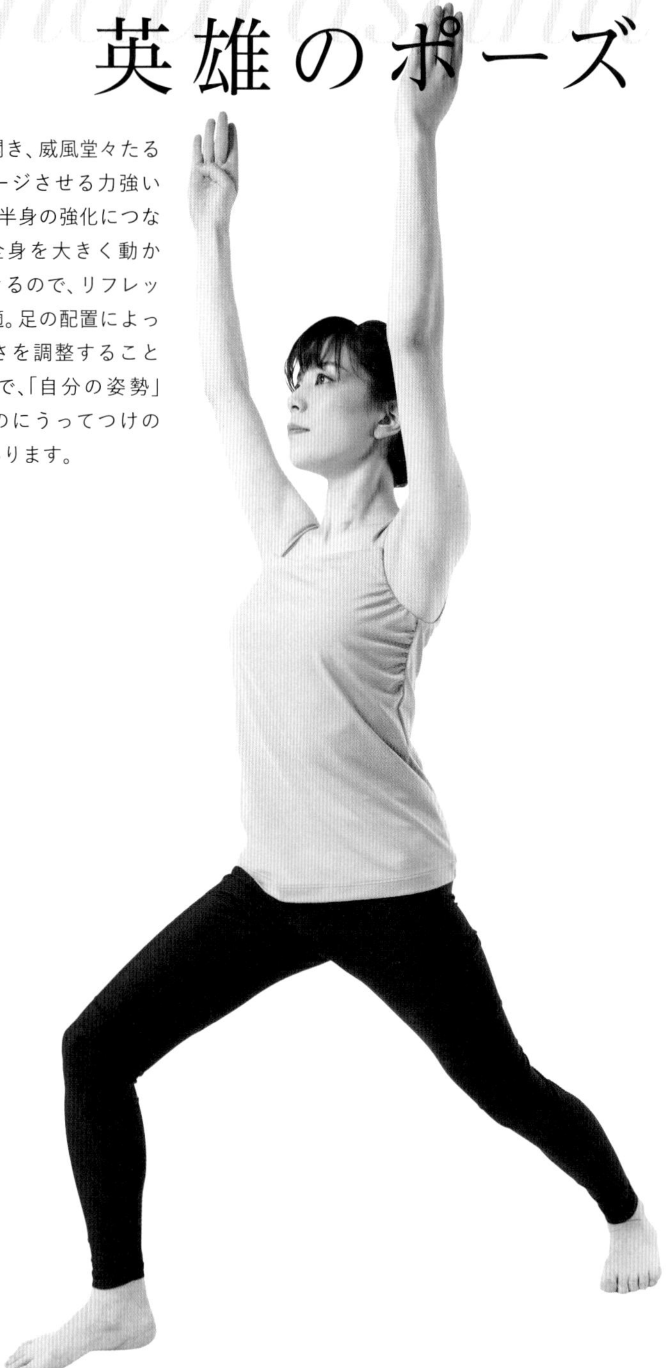

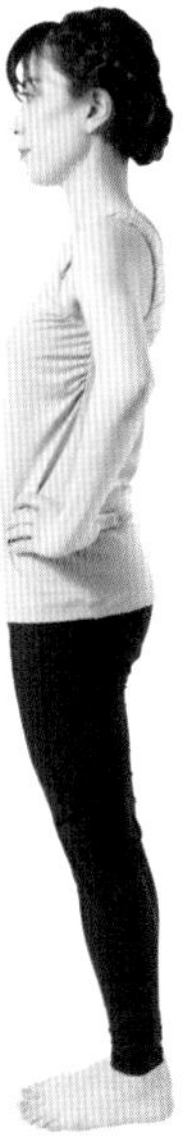

1

両足を正面に向け腰幅程度に開いて立つ

「木のポーズ」の要領で、頭も正面に向け、真上に引き上げられているイメージで立つ。両手は軽く腰にあてる。

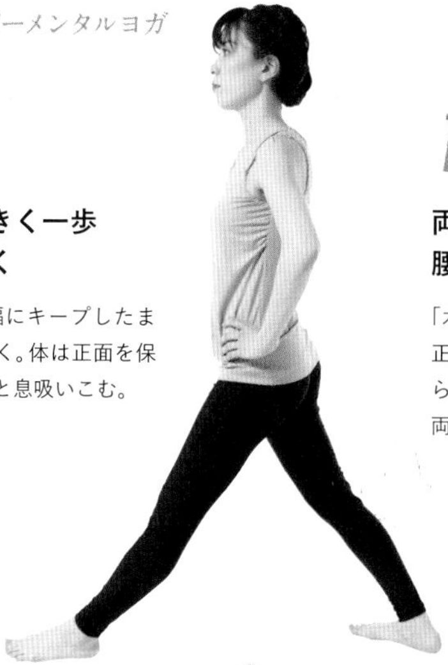

2

右脚を大きく一歩後ろに引く

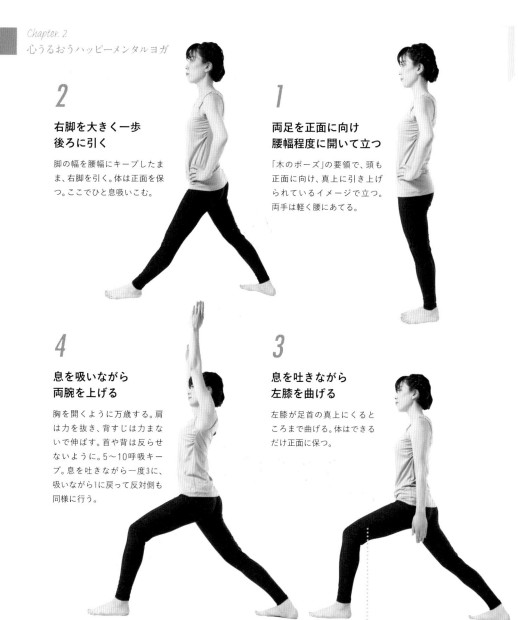

脚の幅を腰幅にキープしたまま、右脚を引く。体は正面を保つ。ここでひと息吸いこむ。

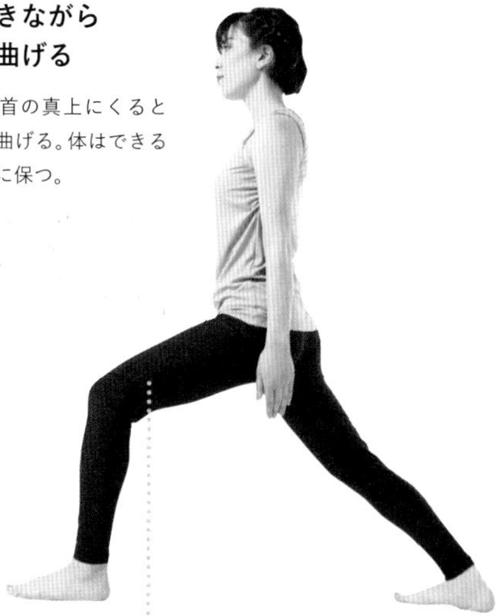

3

息を吐きながら左膝を曲げる

左膝が足首の真上にくるところまで曲げる。体はできるだけ正面に保つ。

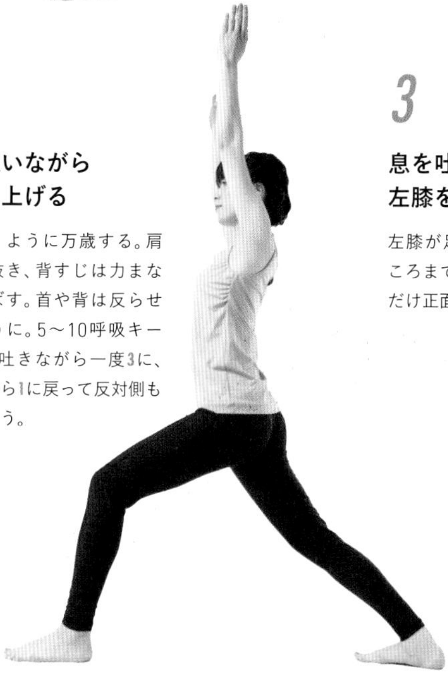

4

息を吸いながら両腕を上げる

胸を開くように万歳する。肩は力を抜き、背すじは力まないで伸ばす。首や背は反らせないように。5〜10呼吸キープ。息を吐きながら一度3に、吸いながら1に戻って反対側も同様に行う。

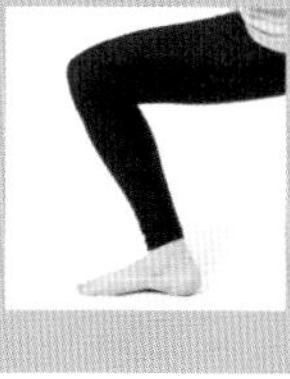

POINT LESSON

膝、足ともに正面に向けます。膝は直角より鋭角にしないこと。膝に負担がかかりすぎる原因となります。

英雄のポーズ2

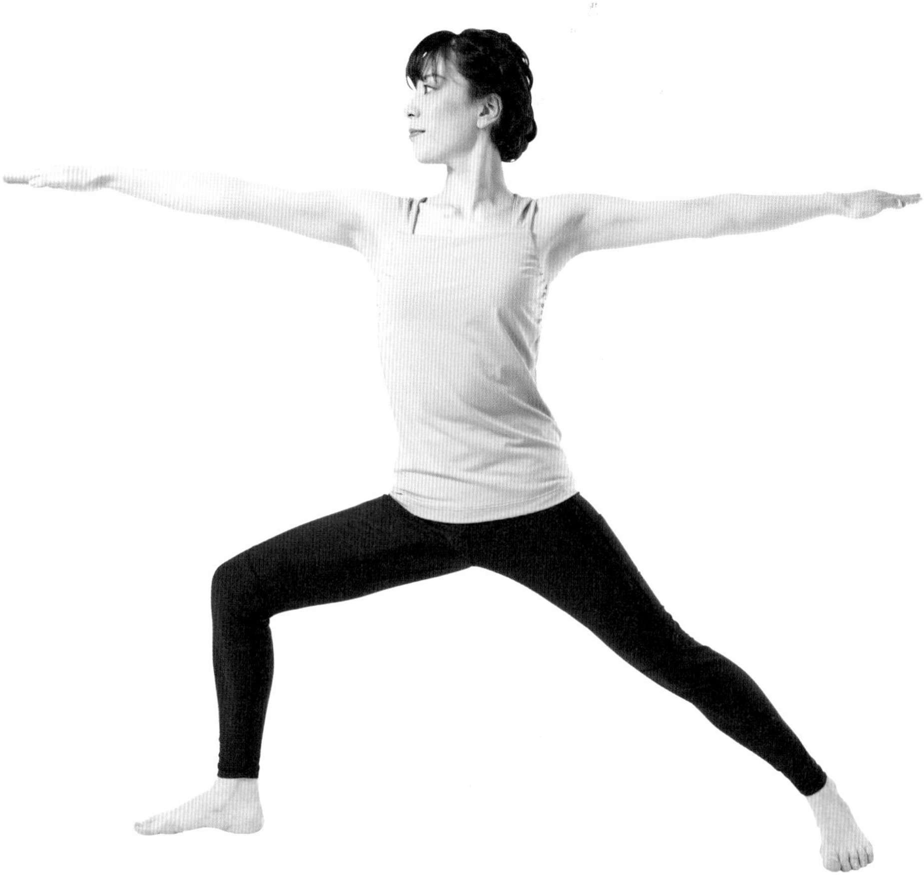

戦士が弓を引く姿がもとになっているとされるポーズ。ゆったりと呼吸しながら、自分の力強さが引き出されてくるイメージで行いましょう。自分にとって適切な足幅を見つけることもポイントです。前のめりにならないように注意して。

1

足を大きく開き
手は腰に添える

足を大きく開き、右つま先を右に、左つま先を少し内側にして立つ。手は軽く腰に添える。

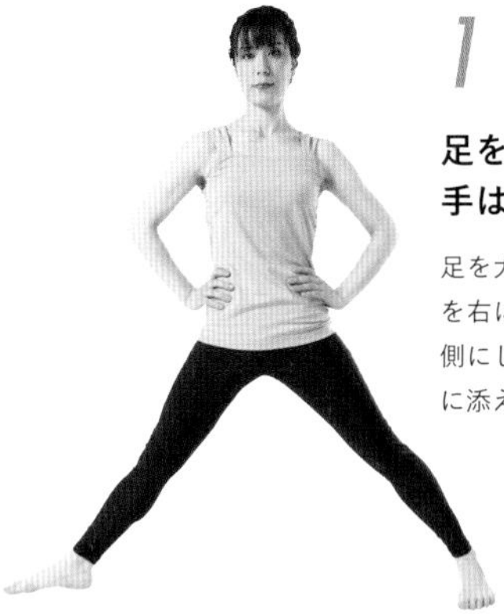

2

肩の高さに
両腕を上げる

息を吸いながら両腕を肩の真横にくる高さまで上げる。

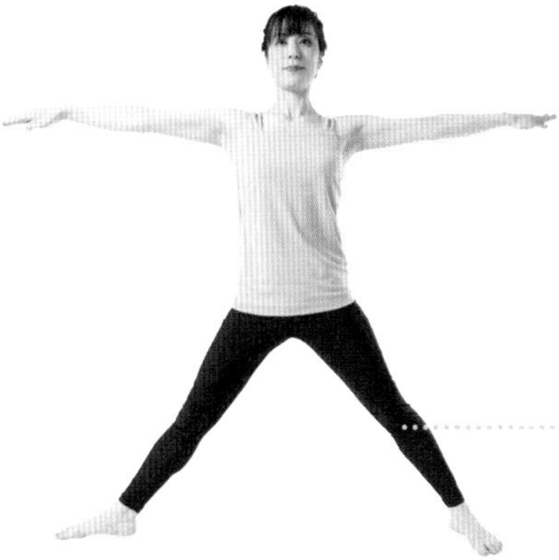

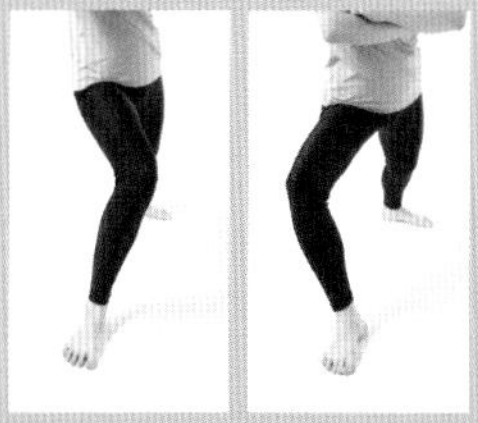

POINT LESSON

脚は外側に開かないように。一直線を意識すると膝が内側に入ってしまう人は、後ろ足を足先方向に軽く踏みこむようにすると全体が安定します。

腕は肩の高さをキープし、体が前に傾かないように。肩の力は抜き、できるだけリラックスさせる。

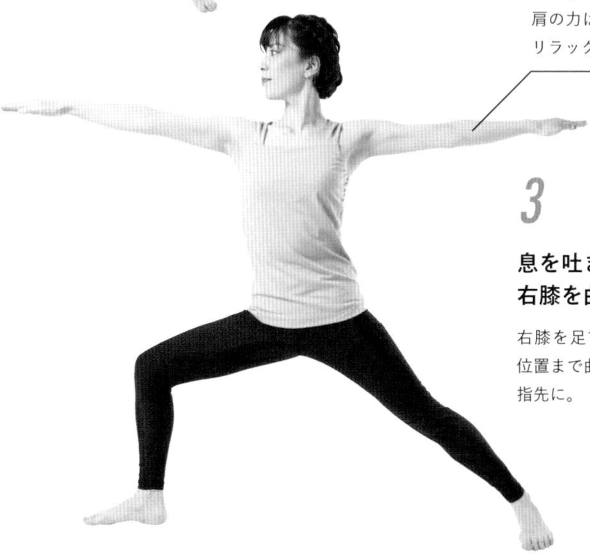

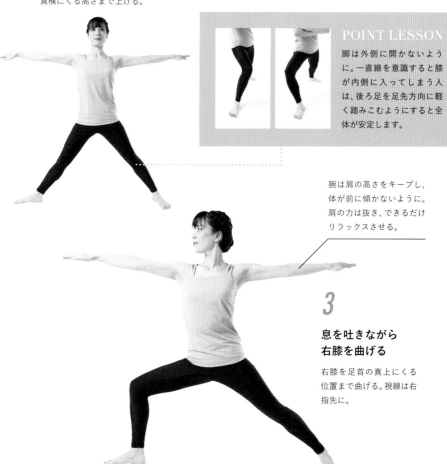

3

息を吐きながら
右膝を曲げる

右膝を足首の真上にくる位置まで曲げる。視線は右指先に。

Dhanurasana

弓のポーズ

お腹や胸の筋トレにもなるポーズですが、大切なのは背中を反らせようと意識しないこと。手で足首を持つことで上半身から下半身にかけてが自然に伸びるようなイメージで行います。無理をすると腰をいためる原因となるので、注意しましょう。

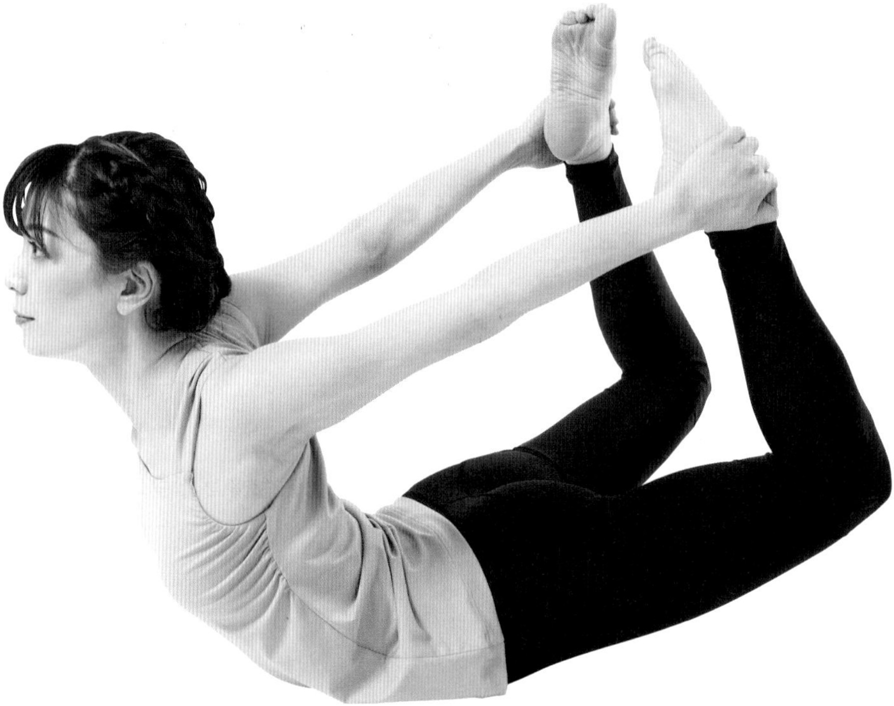

1

うつぶせになって足首を持つ

うつぶせになって両膝を曲げ、両手でそれぞれの足首をしっかり握る。膝は腰幅程度に開く。

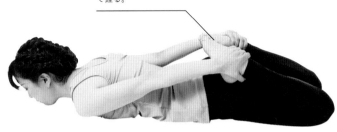

手の指を揃えて、外側から足首を包むようにして握る。

体を弓なりにすることで、つい視線を上げがちだが、これは首に負担がかかるのでNG。視線は正面かやや下に落として。

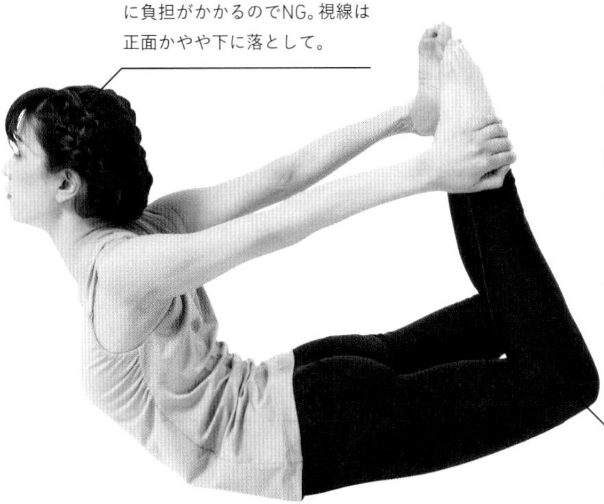

2

息を吸いながら膝と上半身を持ち上げる

腰の真下を軸に、上半身と膝を持ち上げる。胸を開くイメージで、腰は反らせるのではなく伸ばす。5〜10呼吸キープし、息を吐きながら1に戻る。2〜3セット行う。

膝が開いてしまう人は、腰が反っている証拠。腰幅程度以上に広がらないように、腰は軽く伸ばす程度を心がけて。

Arrange Pose

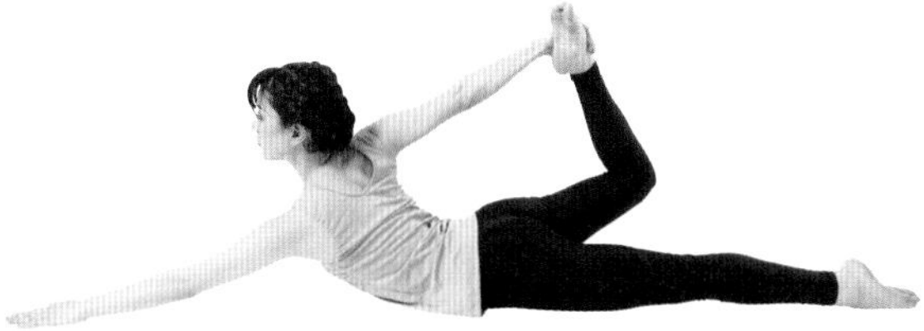

片脚ずつ行う弓のポーズは、より筋トレ効果がアップ。右手で右脚を持ち上げたら、左腕は前に伸ばします。反対側も同様に。余裕がある人は、前に伸ばしている手を上に持ち上げると負荷が上がります。

Balasana

子どものポーズ

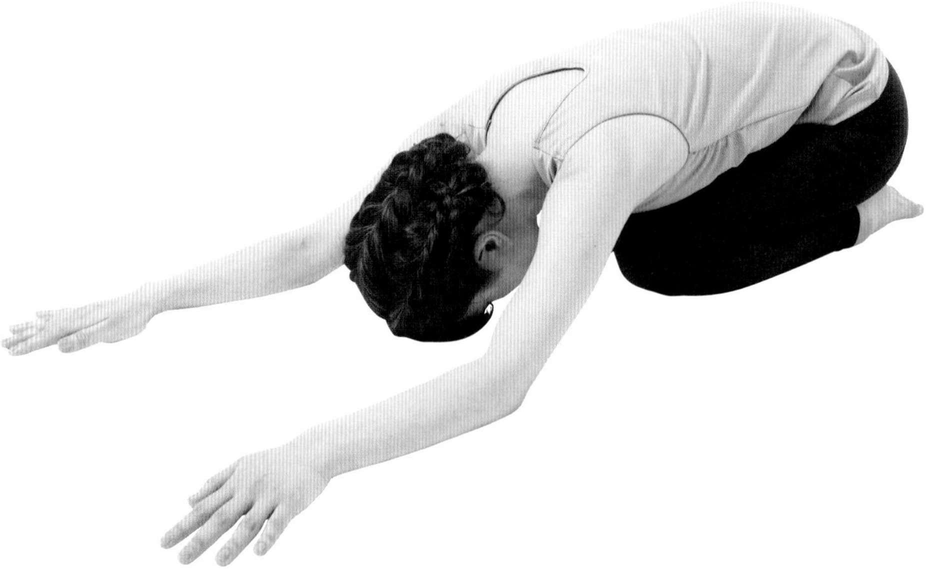

座って行うリラックスポーズの代表で、ポーズからポーズへ移行する際にもよく登場します。無意識に首に力が入ってしまう人も多いので、額を床にあずけて完全に首の力を抜くのがコツです。

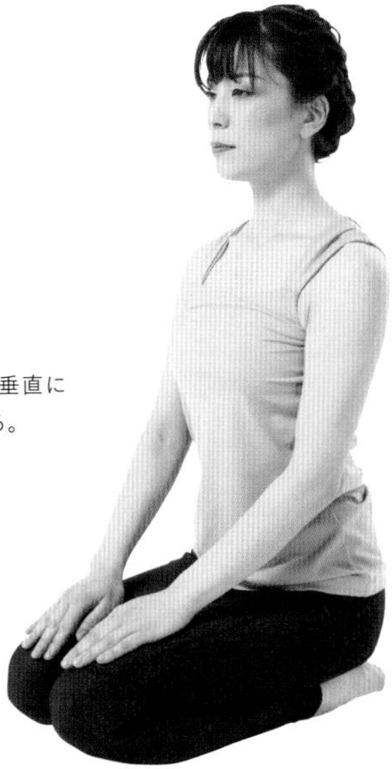

1

肩の力を抜き
正座で座る

上半身が床に対して垂直になるように正座で座る。

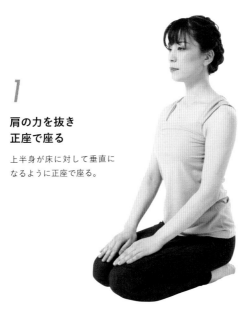

2

息を吐きながら
両手を前に伸ばす

両手を膝の前に置き、少しずつ前に進めてゆっくり前傾していく。額を床につけ、首も肩も完全に脱力する。

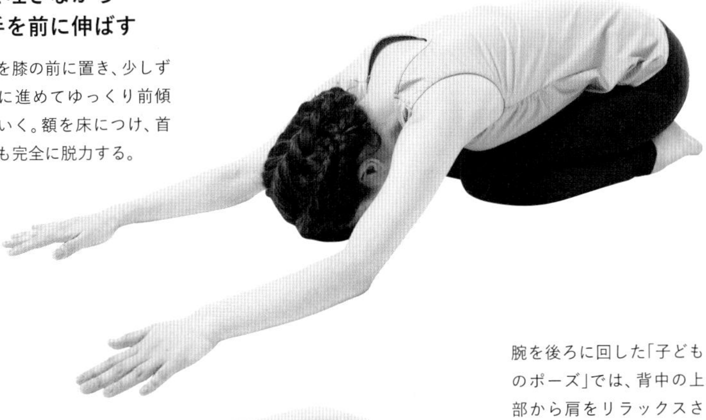

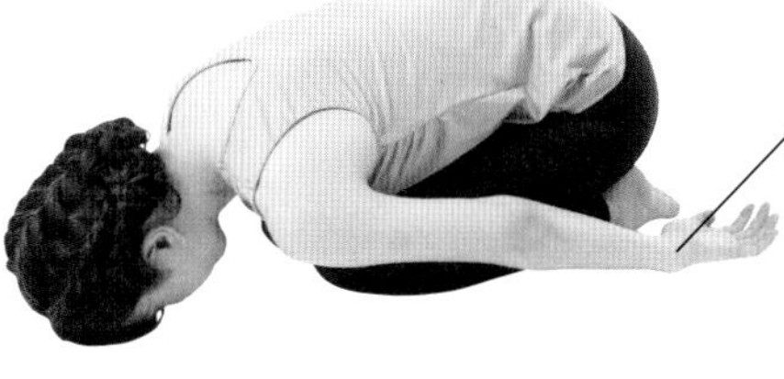

腕を後ろに回した「子どものポーズ」では、背中の上部から肩をリラックスさせることができる。

Sasangasana

ウサギのポーズ

でんぐり返しの途中のようなこのポーズ。頭頂を床につけ、上半身を逆転させることで血行が促進されます。めまいを感じやすい人や血圧に不安がある場合は、無理のない角度からトライしてみましょう。

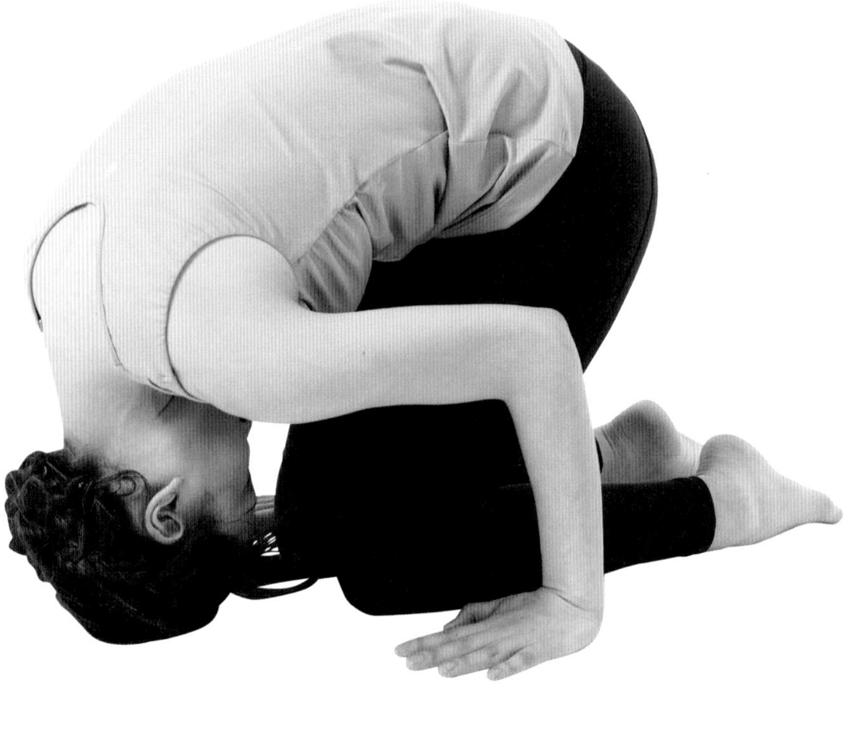

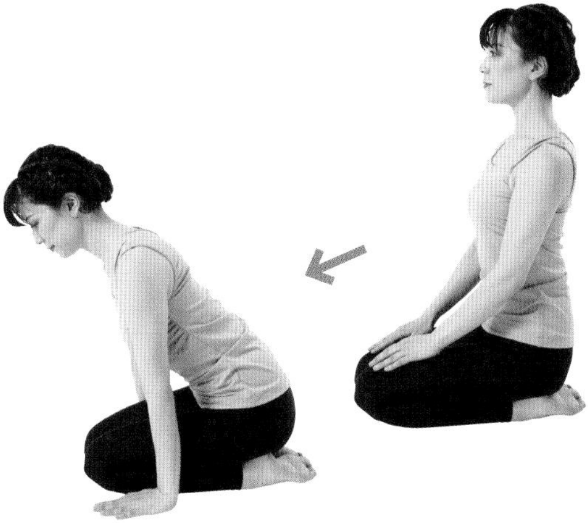

1

正座で座り
上体を少し傾ける

「子どものポーズ」(P54)の要領で正座で座り、肩の真下に手を置いて上半身を預ける。両膝は閉じる。

2

丸まるように
額を床につける

体を前に丸めるようにしながら額を床につける。

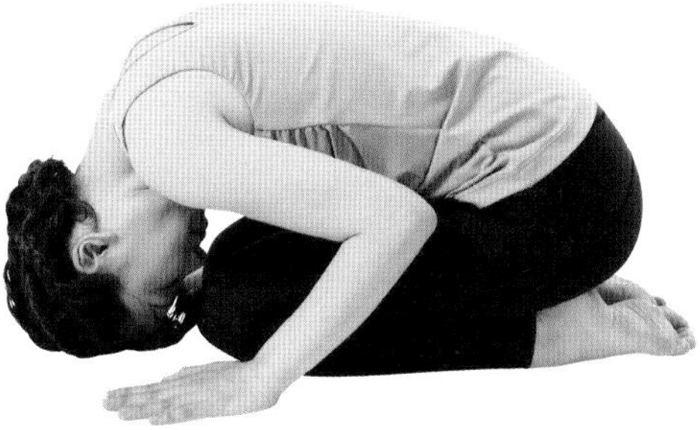

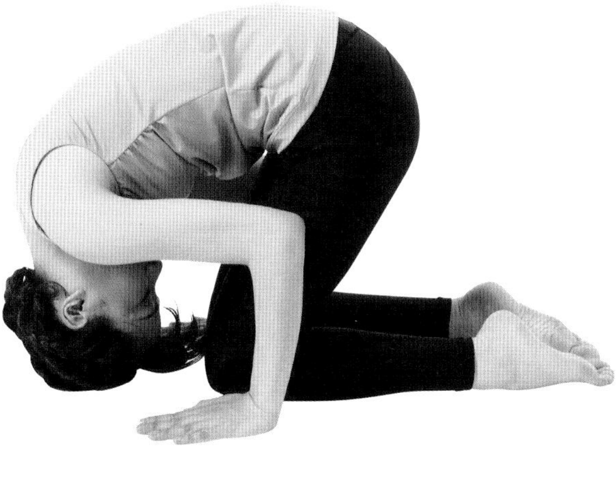

3

息を吸いながら
お尻を持ち上げる

そのままの流れで息を吸いながらお尻を持ち上げ、頭頂を軽く床に押し付ける。首の後ろが穏やかに伸びるように、手で首への負荷を調整する。深呼吸しながら5〜10呼吸キープし、息を吐きながらゆっくり1に戻る。

Anjaneyasana

三日月のポーズ

股関節を大きく前後に、さらに胸も大きく開くことができるポーズ。負荷の大きいストレッチでもあるので、体がグラついてしまうと膝や腰に負担がかかってしまいます。正しいポジションで気持ちよく行うようにしましょう。

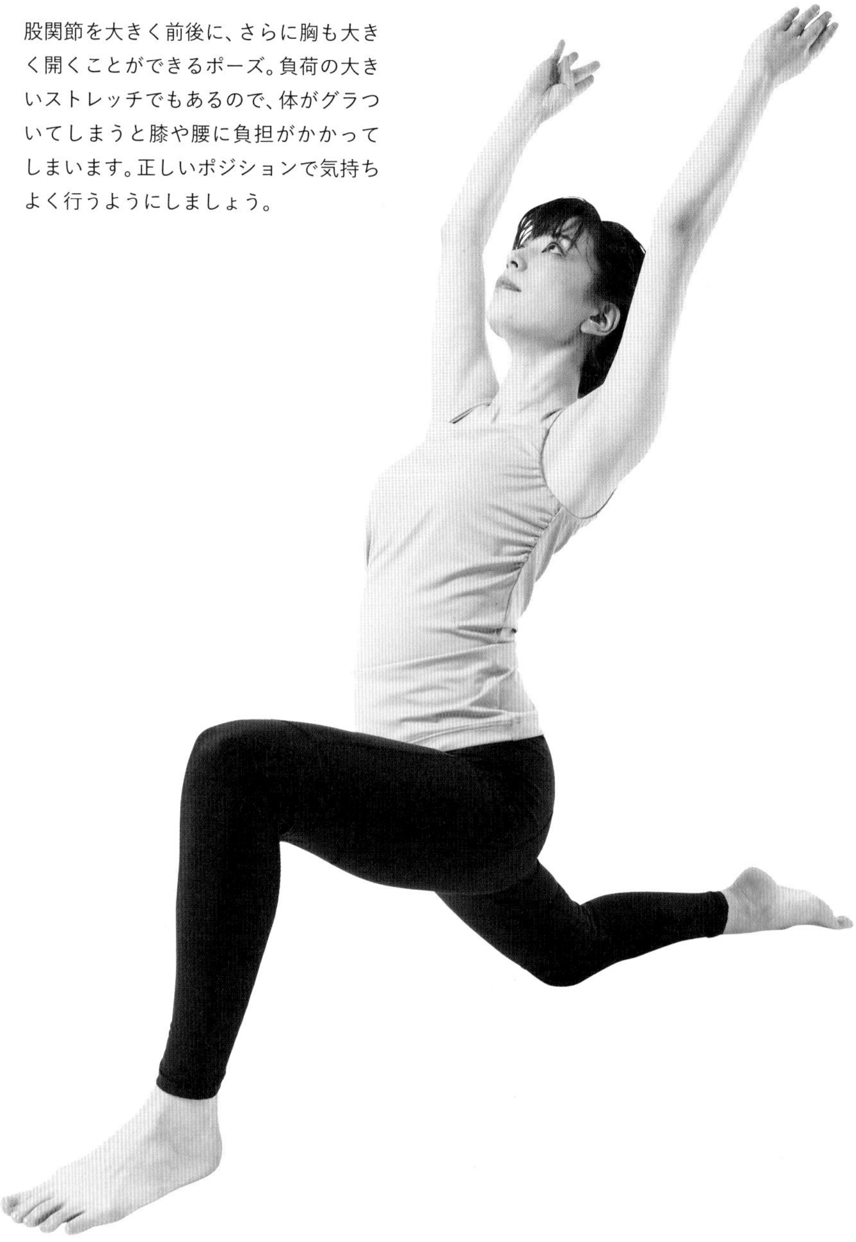

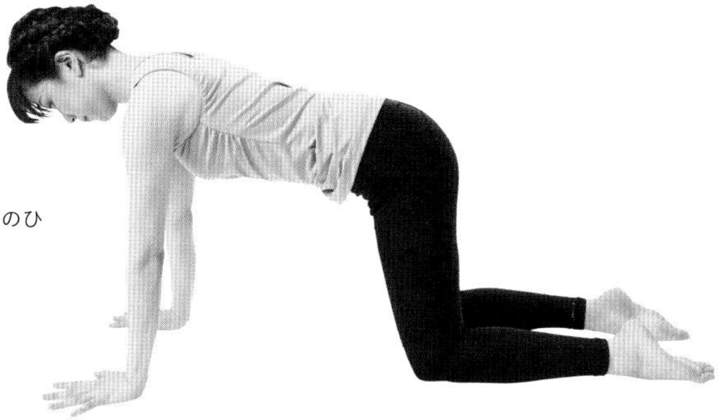

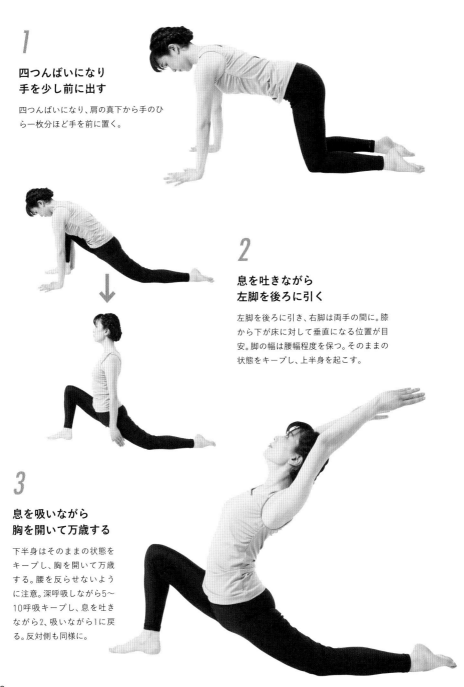

1

四つんばいになり 手を少し前に出す

四つんばいになり、肩の真下から手のひら一枚分ほど手を前に置く。

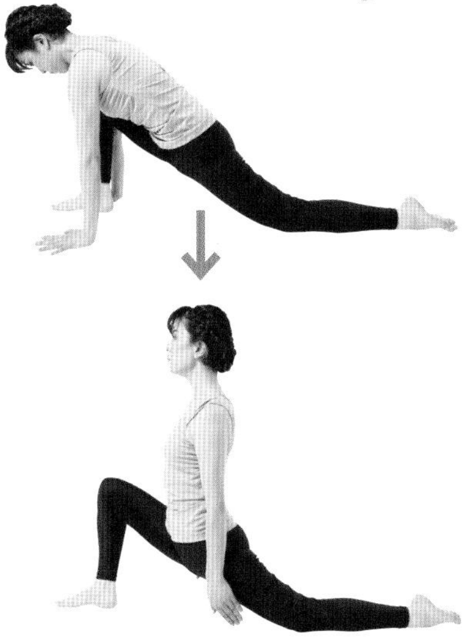

2

息を吐きながら 左脚を後ろに引く

左脚を後ろに引き、右脚は両手の間に。膝から下が床に対して垂直になる位置が目安。脚の幅は腰幅程度を保つ。そのままの状態をキープし、上半身を起こす。

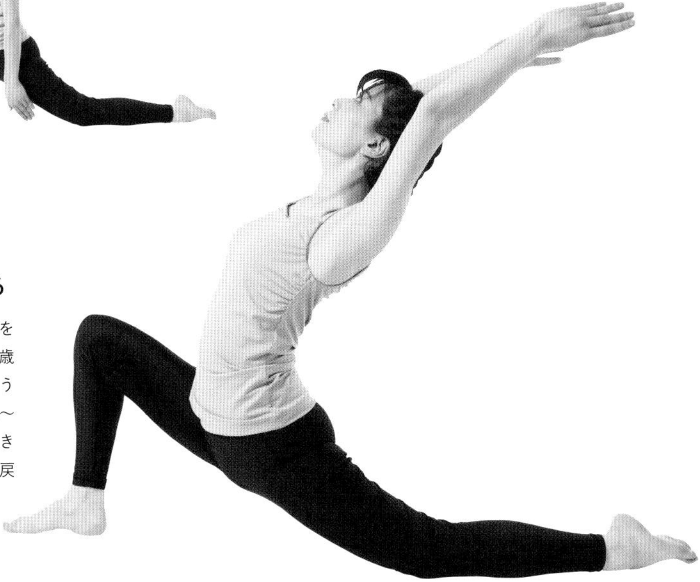

3

息を吸いながら 胸を開いて万歳する

下半身はそのままの状態をキープし、胸を開いて万歳する。腰を反らせないように注意。深呼吸しながら5〜10呼吸キープし、息を吐きながら2、吸いながら1に戻る。反対側も同様に。

Chandrama

月のポーズ

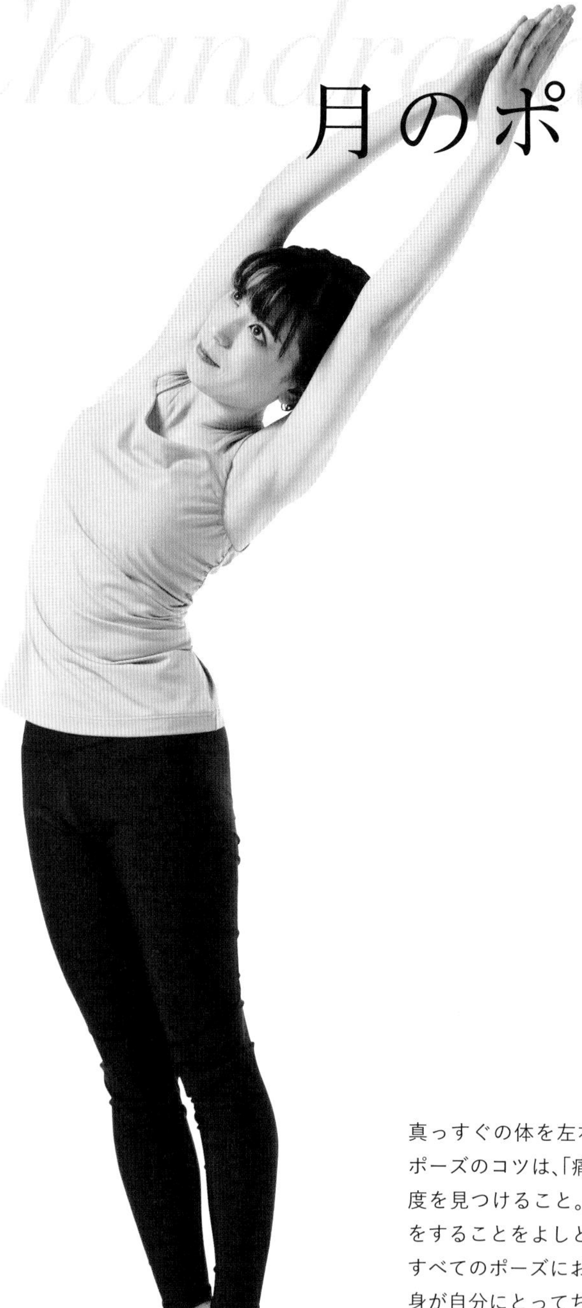

真っすぐの体を左右に傾けるこのポーズのコツは、「痛気持ちいい」角度を見つけること。ヨガでは、無理をすることをよしとしていません。すべてのポーズにおいて、その人自身が自分にとってちょうどよい、ある程度の負荷を感じながらも苦しくない深さ・負荷のかかり方を見つけることが大切なのです。

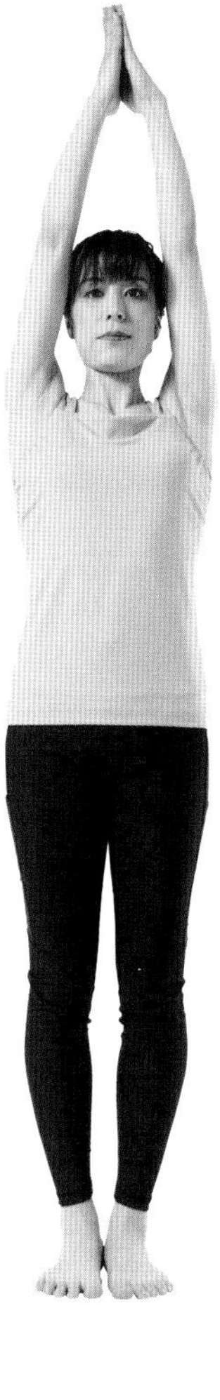

1

**足を閉じて立ち
両手を左右から上げる**

足を閉じて真っすぐに立ち、息を吸いながら両手で大きく円を描くように上へ上げ、手のひらを合わせる。

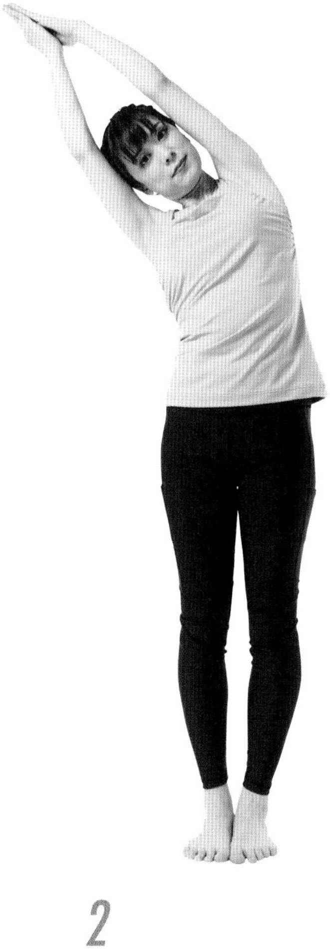

2

**息を吐きながら
上体を右に傾ける**

上半身の左側部が「痛気持ちいい」と感じる程度まで、上体を右に傾ける。5〜10呼吸深呼吸したら体を中央に戻し、反対側も同様に。

［ハッピーメンタルヨガ］

Morning Menu

5 minutes

今日を気持ちよく迎える

新しい一日を幸先よくスタートさせられる！
体の中から自信を呼び覚ましてくれるメニュー。

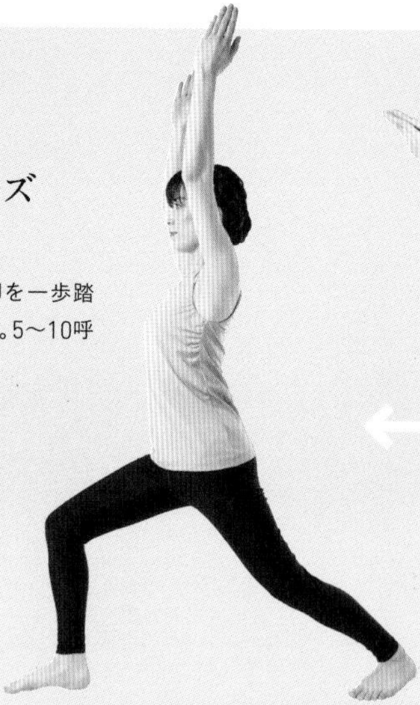

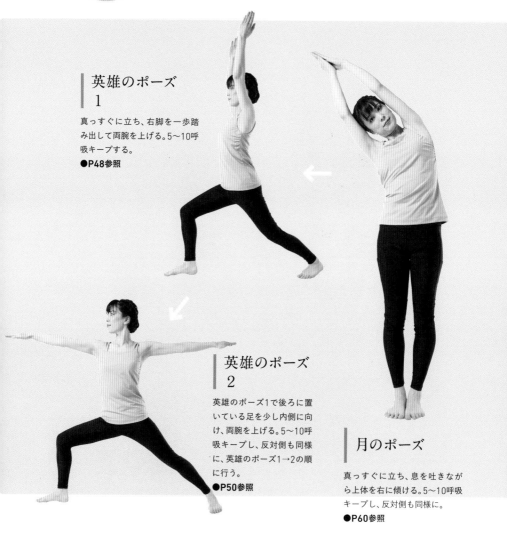

英雄のポーズ1

真っすぐに立ち、右脚を一歩踏み出して両腕を上げる。5〜10呼吸キープする。

●P48参照

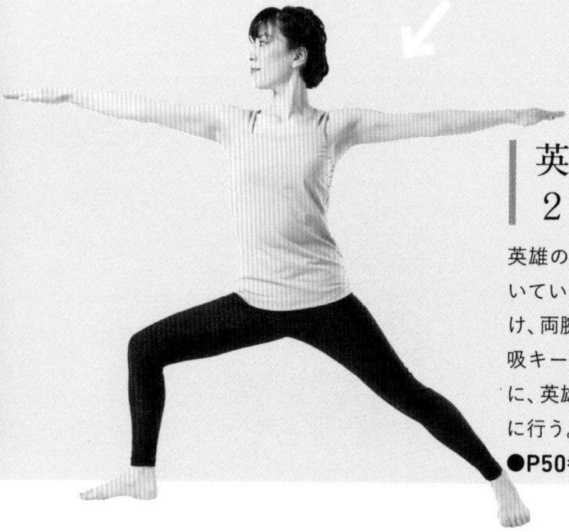

英雄のポーズ2

英雄のポーズ1で後ろに置いている足を少し内側に向け、両腕を上げる。5〜10呼吸キープし、反対側も同様に、英雄のポーズ1→2の順に行う。

●P50参照

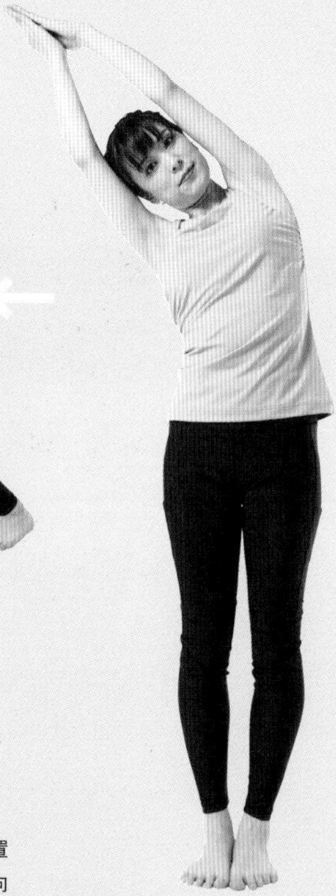

月のポーズ

真っすぐに立ち、息を吐きながら上体を右に傾ける。5〜10呼吸キープし、反対側も同様に。

●P60参照

大きく胸を開いて呼吸を深め、血の巡りをよくするポーズを組み合わせた、よりエネルギッシュにパワフルに過ごしたい一日のモーニングメニューです。

5 minutes

力強く前向きな自分に

リラックスさせた体を丸めて、伸ばして呼吸を深める。
朝一番の体をしっかり目覚めさせるモーニングメニュー。

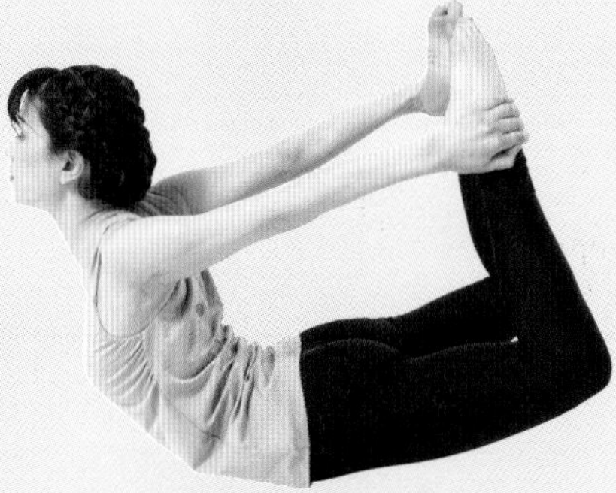

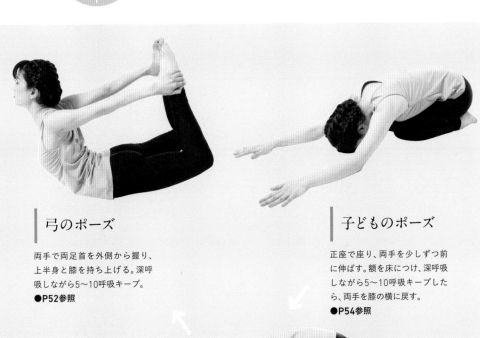

弓のポーズ

両手で両足首を外側から握り、上半身と膝を持ち上げる。深呼吸しながら5〜10呼吸キープ。

●P52参照

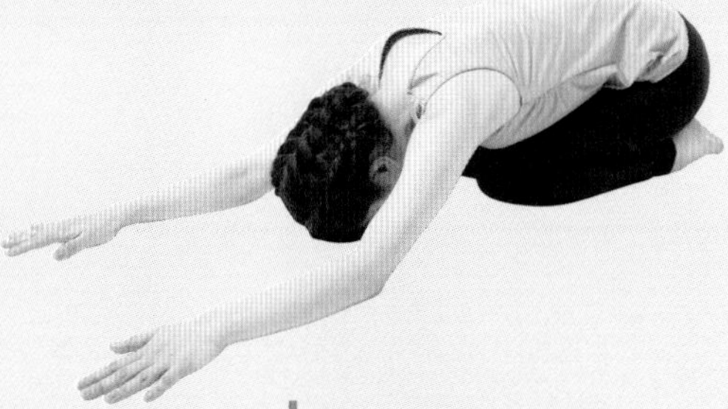

子どものポーズ

正座で座り、両手を少しずつ前に伸ばす。額を床につけ、深呼吸しながら5〜10呼吸キープしたら、両手を膝の横に戻す。

●P54参照

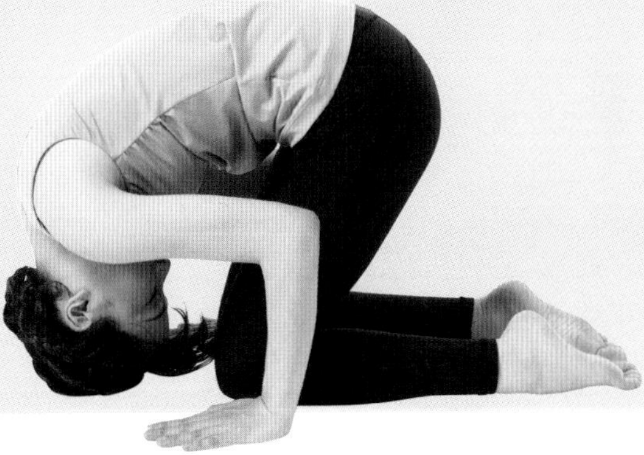

ウサギのポーズ

そのままお尻を上げ、頭頂を床につける。深呼吸しながら5〜10呼吸キープしたら、うつぶせに。

●P56参照

美姿勢
ヨガ

Day Time Menu

5
minutes

リフレッシュして気分を上げる

体を大きく動かして、しっかりエネルギー補給。
気だるさも吹き飛ぶ、カンフル剤的なヨガメニュー。

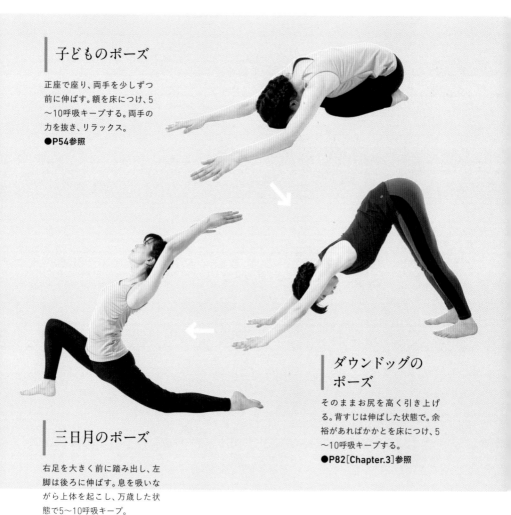

子どものポーズ

正座で座り、両手を少しずつ前に伸ばす。額を床につけ、5～10呼吸キープする。両手の力を抜き、リラックス。

●P54参照

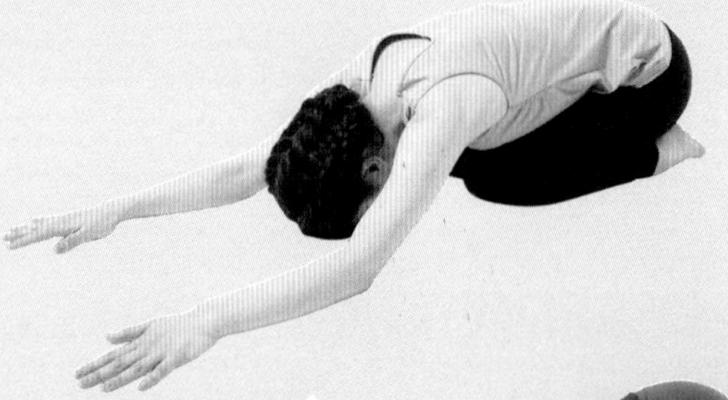

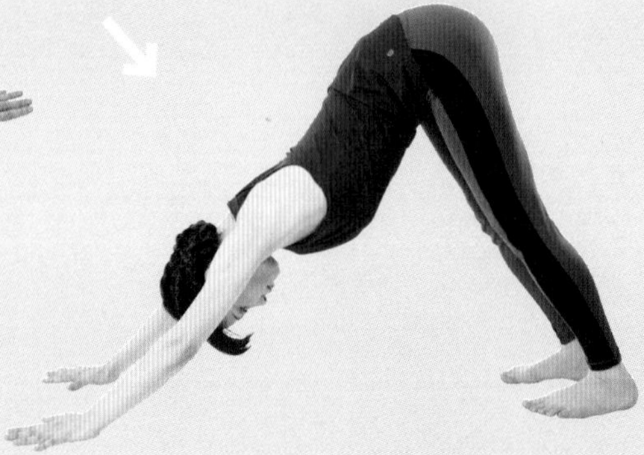

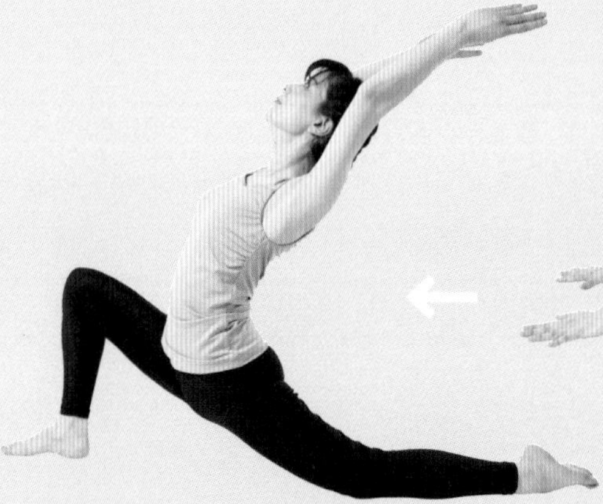

ダウンドッグのポーズ

そのままお尻を高く引き上げる。背すじは伸ばした状態で。余裕があればかかとを床につけ、5～10呼吸キープする。

●P82［Chapter.3］参照

三日月のポーズ

右足を大きく前に踏み出し、左脚は後ろに伸ばす。息を吸いながら上体を起こし、万歳した状態で5～10呼吸キープ。

●P58参照

**午前中に力仕事をこなしたり、緊張感のある仕事をこなした時ほど
しっかり体を動かして午後を乗り切るパワーチャージをするのがおすすめ。**

3
minutes

座ったままできる弓のポーズ

猫背をギュッと裏返してリセット！
デスクワーク疲れに効果てきめんな座ったままヨガ。

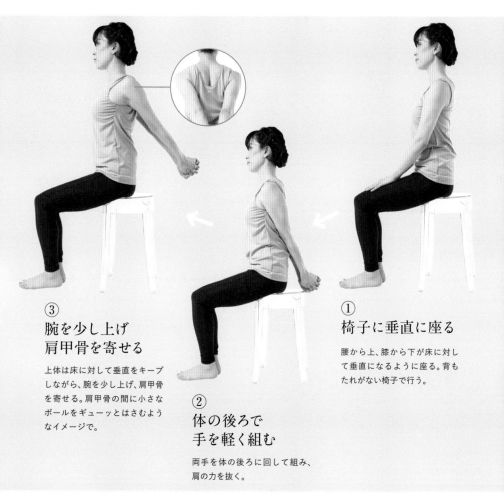

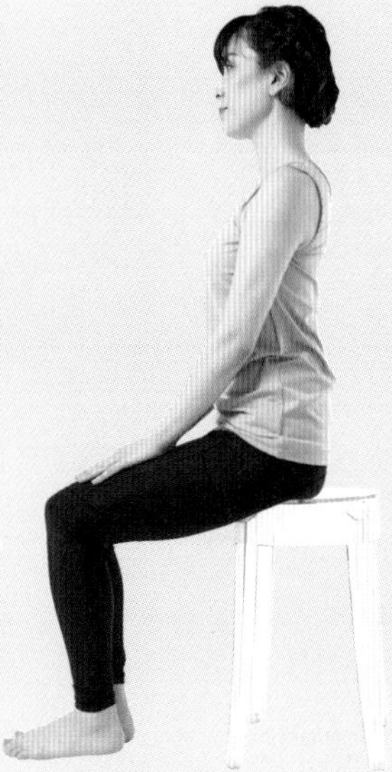

①
椅子に垂直に座る

腰から上、膝から下が床に対して垂直になるように座る。背もたれがない椅子で行う。

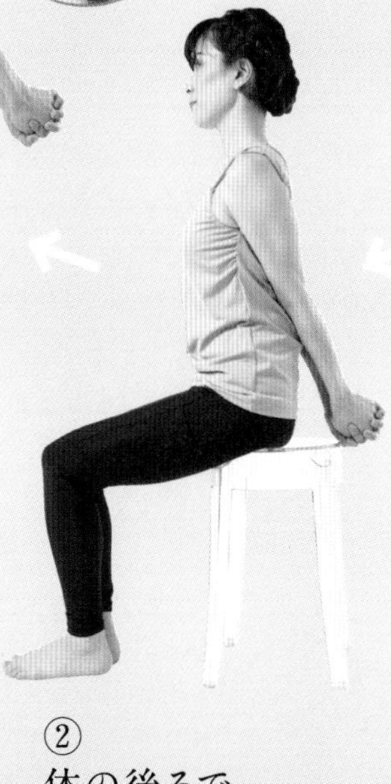

②
体の後ろで手を軽く組む

両手を体の後ろに回して組み、肩の力を抜く。

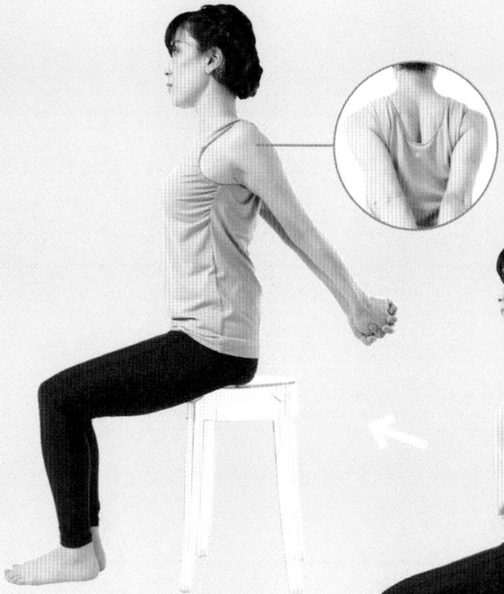

③
腕を少し上げ肩甲骨を寄せる

上体は床に対して垂直をキープしながら、腕を少し上げ、肩甲骨を寄せる。肩甲骨の間に小さなボールをギューッとはさむようなイメージで。

［美姿勢ヨガ］

Night Menu

5 minutes

心地よい眠れる体の準備

デスクワークが多い人は、上半身に疲れがたまりがち。しっかりストレッチして、入眠準備を。

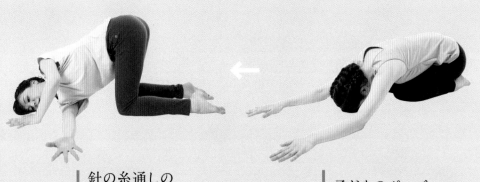

針の糸通しのポーズ

お尻を上げ、右腕を横に伸ばす。左腕は腰に回して上体を軽くねじり、5～10呼吸キープ。反対側も同様に。一度正座に戻る。

●P94［chapter.4］参照

子どものポーズ

正座で座り、両手を少しずつ前に伸ばす。額を床につけ、5～10呼吸キープする。

●P54参照

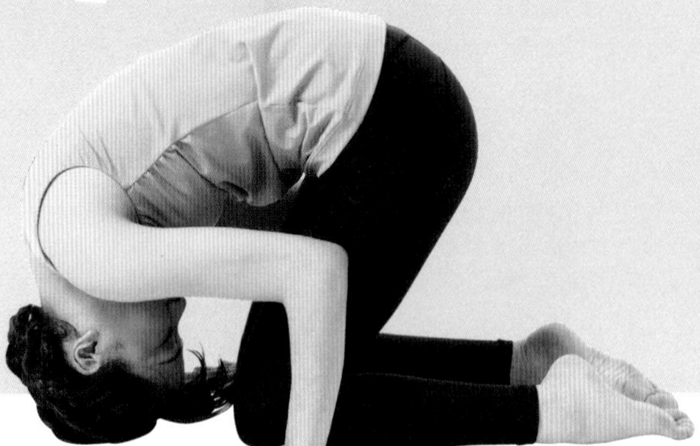

ウサギのポーズ

膝の横に手をついてお尻を上げ、頭頂を床につける。5～10呼吸キープする。

●P56参照

気をつけようとは思っていても、一日を過ごすなかで姿勢はついつい崩れがち。短い時間でも、寝る前のヨガを習慣づけることでリセットすることができます。

5 minutes

明日に疲れを持ち越さない

眠る前にひと泳ぎするようなアクティブなストレッチ。
全身の血行をアップするナイトメニュー。

弓のポーズ(左脚)

うつぶせになる。左手で左足首を外側から握り、右手は前へ伸ばす。息を吸いながら上体を軽く起こし、同時に左脚を少し持ち上げる。5〜10呼吸キープ。

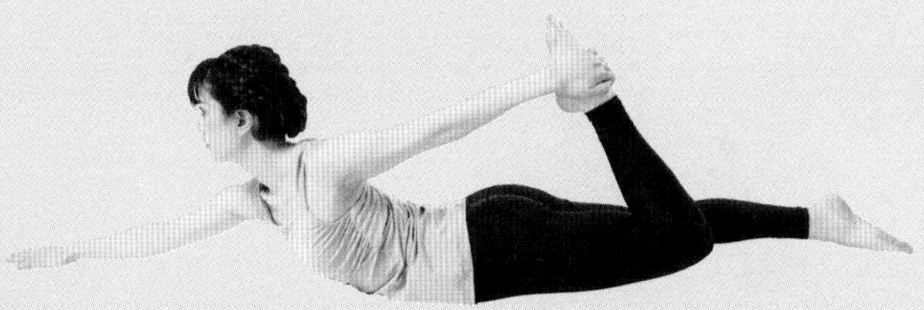

↓

弓のポーズ(右脚)

一度うつぶせに戻り、左脚と同様に右脚も行う。

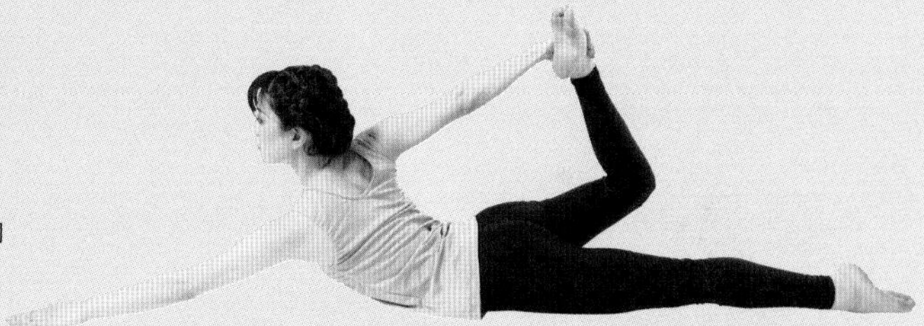

↓

弓のポーズ(両脚)

一度うつぶせに戻り、両手で両足首を持ち、上半身を軽く起こしながら同時に両膝を少し持ち上げる。5〜10呼吸キープ。

●P52参照

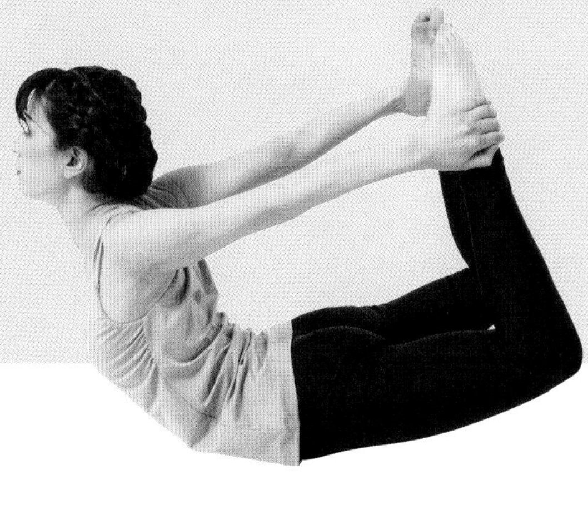

Column.02

体の中からキレイに！
九星別パワーフード

スーパーフードを手軽に摂れる注目の「nesQino（ネスキーノ）」&
ダイレクトに運を体に呼びこむラッキーフードを九星別にご紹介！

みき かな先生も始めました！

手軽にパワーチャージ！ nesQinoがおすすめ！

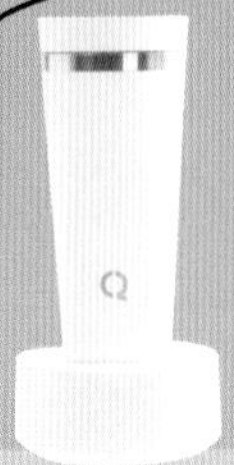

nesQinoは、ネスレ日本とファンケルが共同で展開する、新世代のスムージー。ベース サッシェ&スーパーフード サッシェと水を専用ブレンダーQ-cup（キューカップ）に入れ、ボタンひとつでカラダにうれしいスーパーフードを手軽にスムージーで楽しめます。

nesQinoはネスレ通販またはファンケルオンラインから購入可能。ベース×スーパーフード サッシェの組み合わせは18通り。ボタンを3秒長押しすればホットスムージーに。

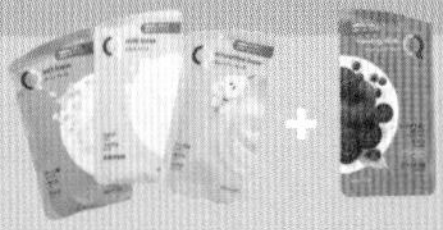

スーパーフード サッシェ（6種） 各1箱 ¥1,080
ベース サッシェ（3種） 各1箱 ¥540

水 一白水星

［一白水星のラッキーフード］ 日本酒、牛乳、海藻、豆腐料理、湯葉料理、キノコ料理、アイスクリーム、白ワイン、ミネラルウォーターなど

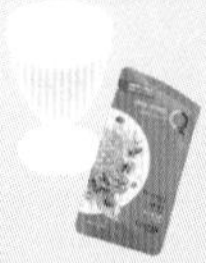

［おすすめサッシェ］
ステイ シャープ
ウォールナッツとアーモンドの味と食感にはちみつ&アップルの甘みをプラス。

火 九紫火星

［九紫火星のラッキーフード］ カニ、エビ、すっぽん、揚げ物、点心、てんぷら、柑橘系のカクテル、スパークリングワインなど

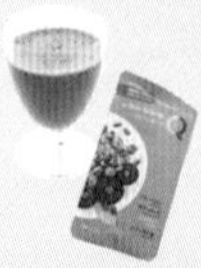

［おすすめサッシェ］
スクリーンリリース
ブルーベリー、ゴジベリー、紫キャロットをミックス。

金 六白金星 七赤金星

［六白金星のラッキーフード］ 和菓子、いなり寿司、米、懐石料理、コース料理、メロン、地酒、甘酒、チョコレート など **［七赤金星のラッキーフード］** イタリア料理、鶏料理、ビール、コーヒー、栗料理、はちみつなど

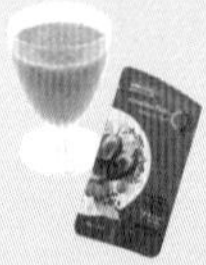

［おすすめサッシェ］
タイムレス フレア
ストロベリーとビーツ、シーバックソーンエキス、チアシードをミックス。

木 三碧木星・四緑木星

［三碧木星のラッキーフード］ 寿司、酢の物、炭火焼き、柑橘系のフルーツ、梅干し、トレンドの食べ物など
［四緑木星のラッキーフード］ パスタ、シーフード料理、ハーブ料理、うどん、そば、うなぎ、果実酒、ハーブティー、ワインなど

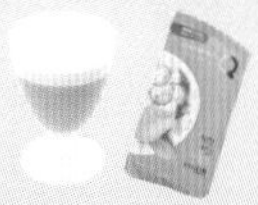

［おすすめサッシェ］
スタートアフレッシュ
洋ナシとキュウリ、スピルリナをブレンド。

土 二黒土星・五黄土星・八白土星

［二黒土星のラッキーフード］ 郷土料理、家庭料理、焼酎、梅酒、寄せ鍋、ジャガイモやサトイモなどの根菜類、スイーツなど
［五黄土星のラッキーフード］ キムチ、チーズ、ヨーグルト、納豆など
［八白土星のラッキーフード］ 牛肉、ソーセージ、ハム、漬け物、チーズ、高級スイーツ、リンゴ、カクテル、天然塩、中国茶など

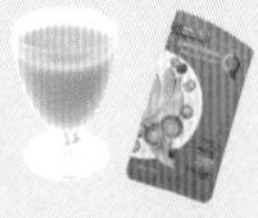

［おすすめサッシェ］
グローイングブースター
マンゴー、キャロットに、酸味がおいしいアセロラをブレンド。

［nesQinoについてのお問い合わせ先］ nesQino公式サイト https://nesqino.nestle.jp

Chapter.3

スリムになれる
デトックスヨガ

東洋には、世の中に存在するすべてのものに「気」があり、それが影響し合って世界が成り立っているという思想があります。風水は基本的に、目に見えない「気」の流れを知り、その流れを活用して運を呼びこむという考え方です。それは都市や住居といった空間だけではなく、人間の体そのものにも当てはめることができます。

「気」の流れは、運の流れでもあります。血液やリンパの巡りをアップさせることで代謝を高め、老廃物をためこまないような体を作ることは、幸せ体質を手に入れる近道です。その結果として、ボディラインも美しく整えられるなら、これほどよいことはありませんよね。

ぜひ「デトックスヨガ」を習慣づけて、老廃物をためこまず血の巡りのよいハッピーで美しいボディを手に入れてください。

Navasana

舟のポーズ

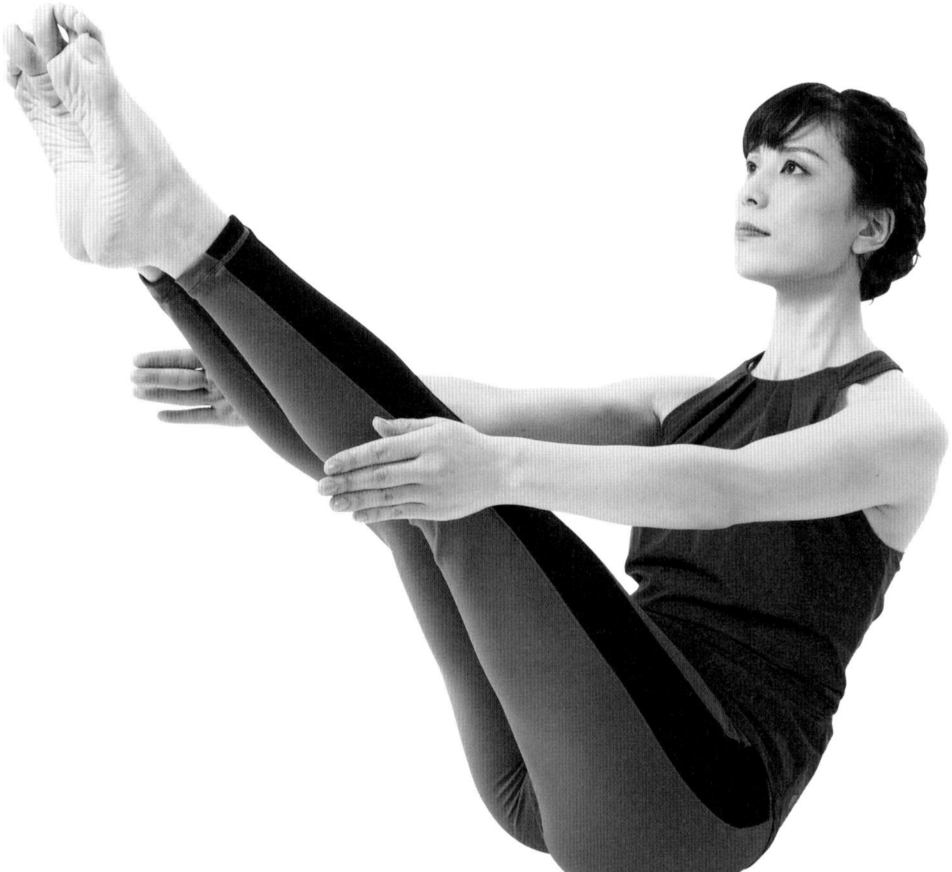

体幹を使ってバランスを取ることで、しっかり腹筋に効果を発揮するポーズです。尾骨が床に当たって痛い場合は、薄手のクッションなどを敷いてもOK。一気に完成形のポーズを取ろうとすると、かえって効かせたい部分への効果がダウンしてしまうので、いくつかのステップに分けてポーズを完成させましょう。

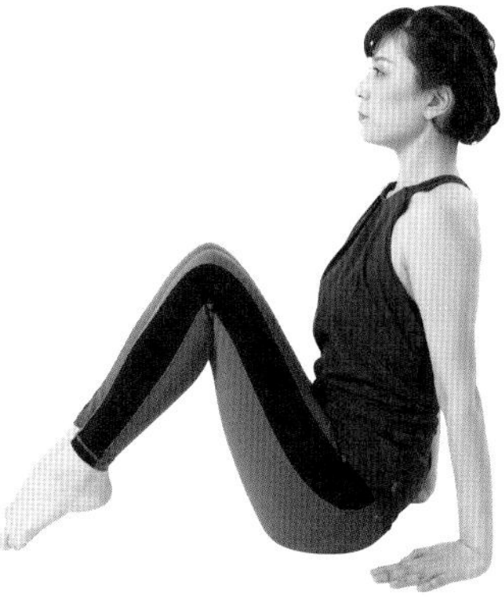

1

膝を立てて座り床に手を置く

両脚を伸ばして座ってから膝を立てる。両手を腰のやや後ろに、指先を前に向けて置く。体重を少し腕に預ける。この時、背中を丸めないように。

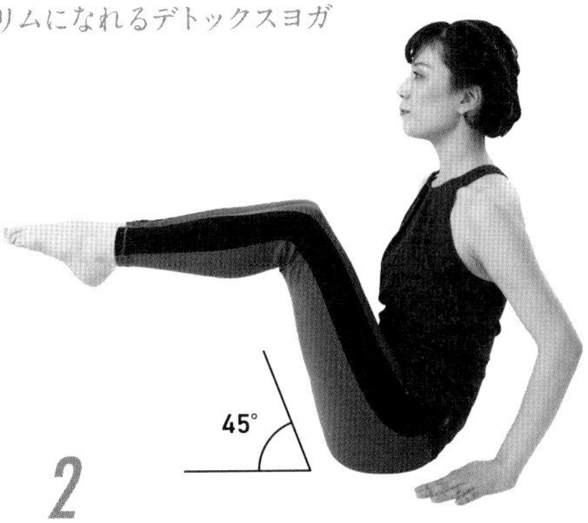

2

息を吐きながら脚を上げる

腹筋で支えるように、両脚を持ち上げる。太ももは床に45°ほど、膝から下は床と並行になるように。

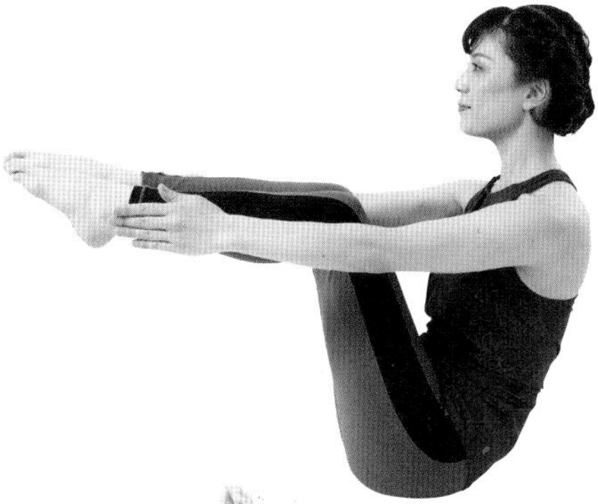

3

バランスを取りながら
両腕を前に伸ばす

吸う息で、両腕を両脚の横で前へ伸ばす。床と並行になるように。腕を上げられない場合は、腰の脇に置くか、太ももの裏側を持つ。

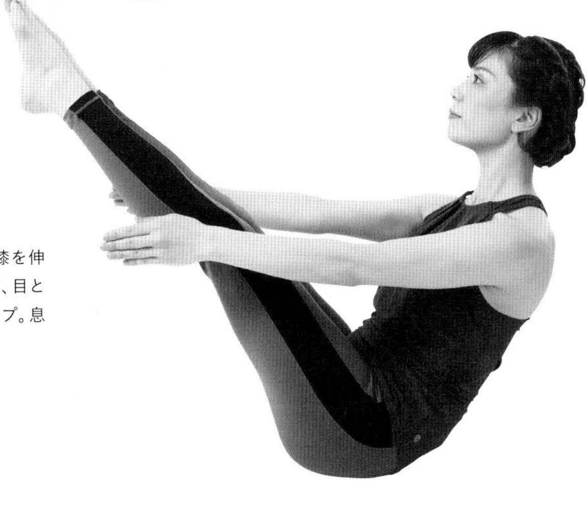

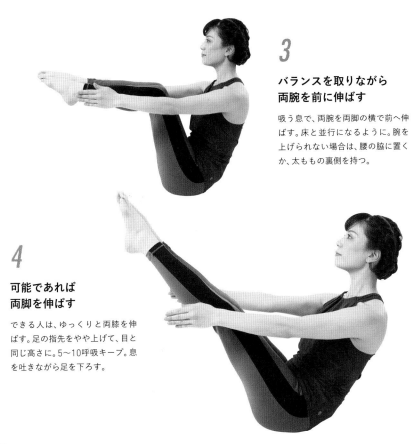

4

可能であれば
両脚を伸ばす

できる人は、ゆっくりと両膝を伸ばす。足の指先をやや上げて、目と同じ高さに。5〜10呼吸キープ。息を吐きながら足を下ろす。

Utkatasana

腰かけのポーズ

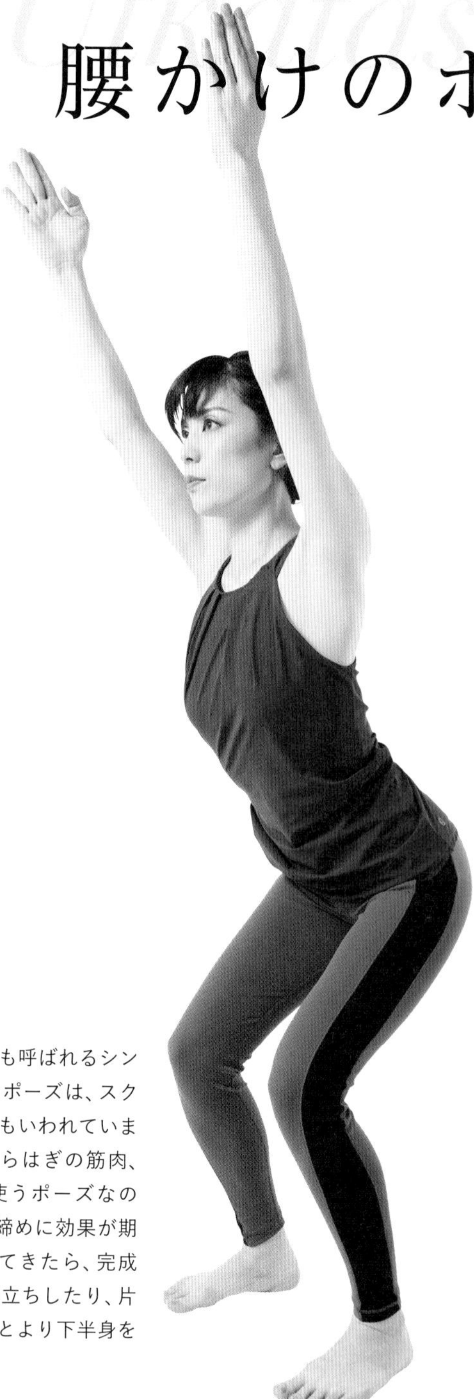

「椅子のポーズ」とも呼ばれるシンプルで力強いこのポーズは、スクワットのルーツともいわれています。太ももやふくらはぎの筋肉、足首をしっかり使うポーズなので、下半身の引き締めに効果が期待できます。慣れてきたら、完成形の状態でつま先立ちしたり、片脚ずつ前に伸ばすとより下半身を強化できます。

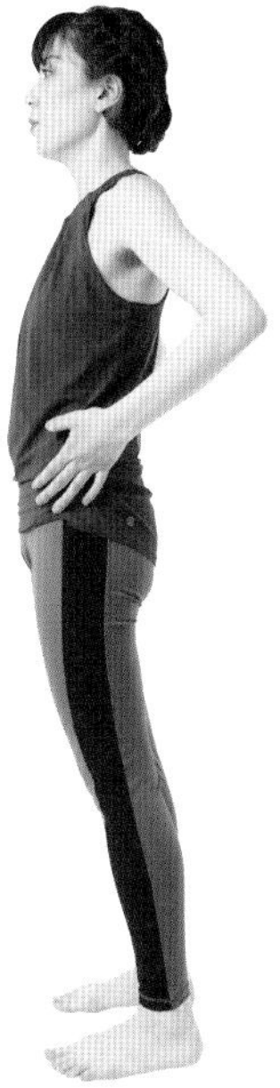

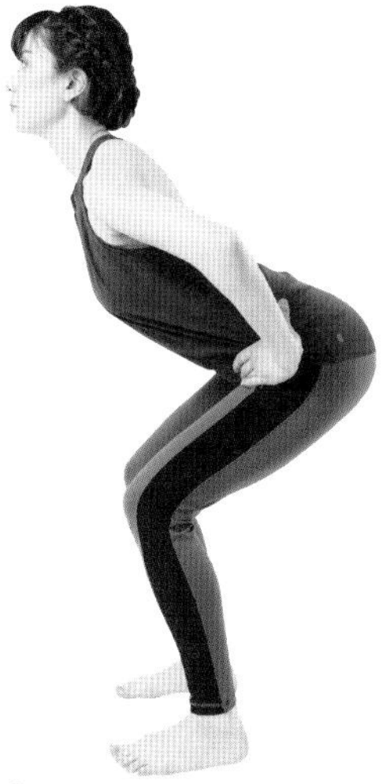

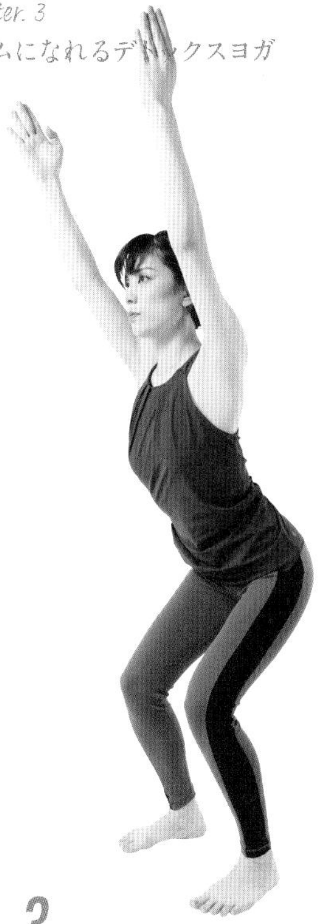

1

両足を正面に向け 腰幅程度に開いて立つ

「木のポーズ」の要領で、頭も正面に向け、真上に引き上げられているイメージで立つ。肩の力は抜いて、リラックス。両手は親指を股関節にあて、腰に軽く添える。

2

息を吐きながら 膝を曲げる

両膝を軽く曲げ、お尻を後ろに少し引く。背すじは軽やかに伸ばした状態をキープ。

3

息を吐きながら 両腕を上げる

ゆっくり両腕を上げる。お尻から両手の指先が一直線になるように。5〜10呼吸キープし、1に戻る。

Arrange Pose

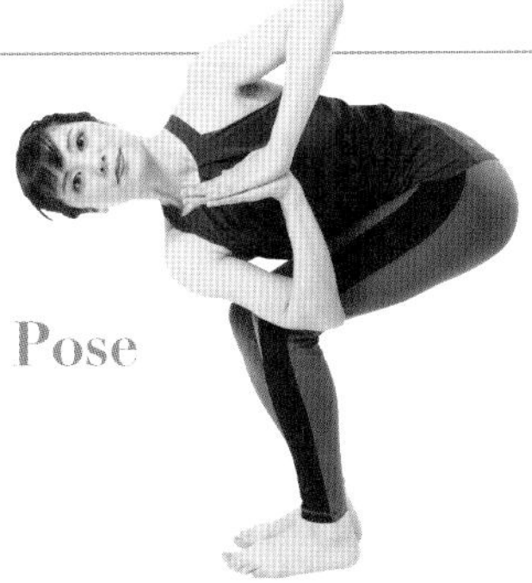

「腰かけのポーズ」のアレンジポーズで、「腰かけねじりのポーズ」などと呼ばれます。

1〜2.「腰かけのポーズ」同様。
3. 息を吸いながら、胸の前で合掌する。
4. 息を吐きながら上体を深く左にねじり、右肘を左腿の外側にひっかける。右肘と左脚で押し合いながら胸を開き、5〜10呼吸ほどキープ。反対側も同様に。

Parighasana

かんぬきのポーズ

日常動作の中ではあまり伸ばすことのない体側(体のサイド部分)。この体側を伸ばすことで、横隔膜《おうかくまく》や肋間筋《ろっかんきん》などの呼吸筋がやわらかくなり、呼吸がしやすくなります。また、肩こりや腰痛の緩和も期待できます。さらに、座って行うこのポーズでは上半身を支えようとすることで下半身の引き締めにつながり、太ももやふくらはぎのストレッチにも。

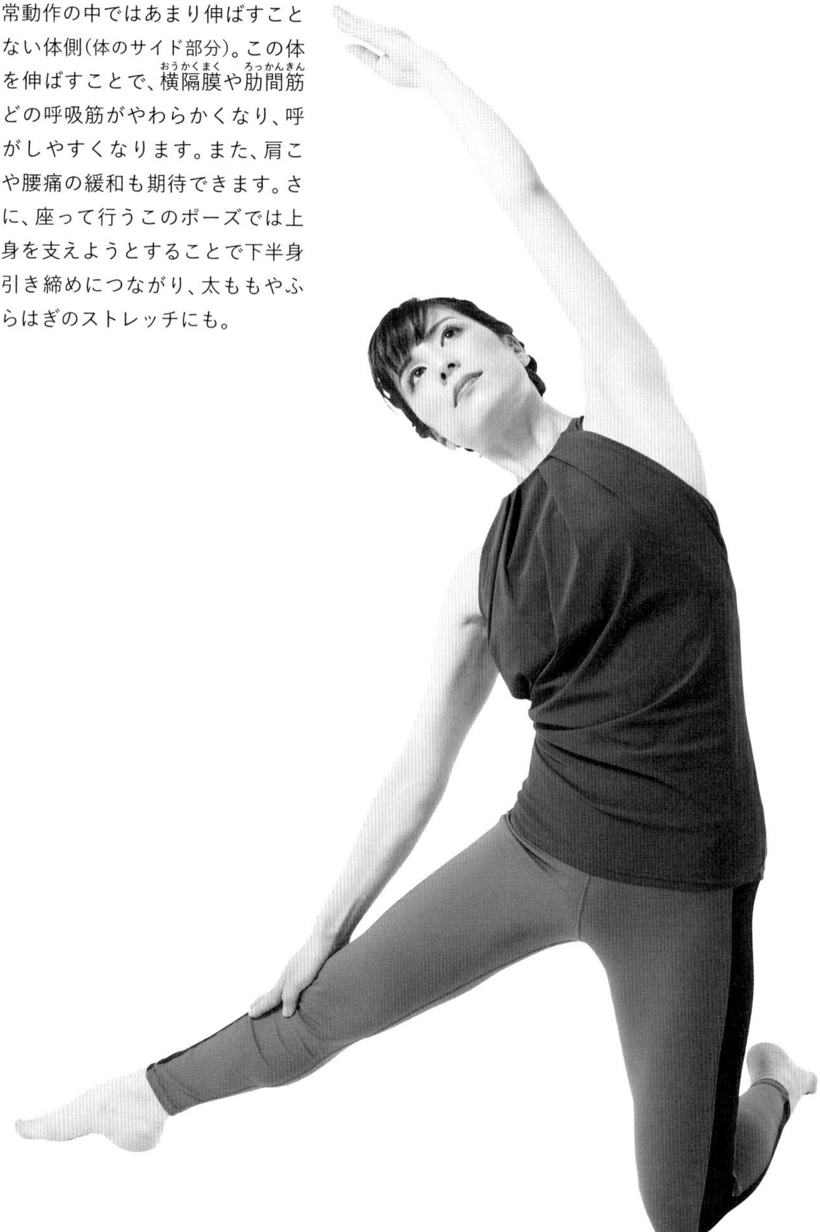

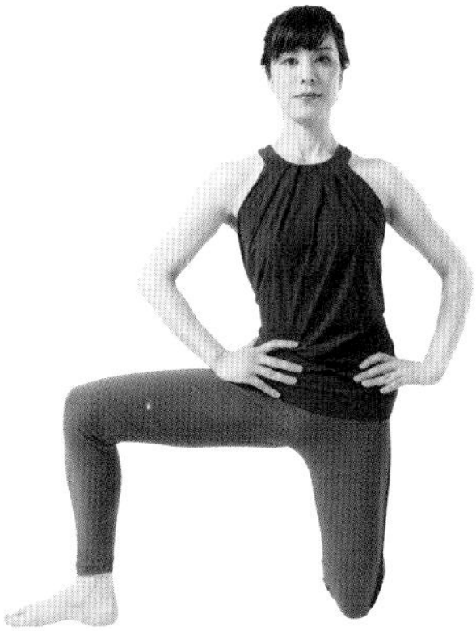

1

膝立ちから右脚を90° 横に開く

膝立ちして右脚を90度開く。足先は外を向ける。

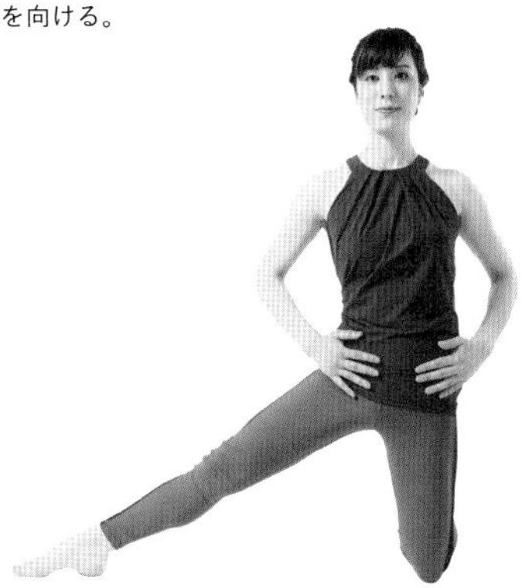

2

右脚の膝を伸ばす

左膝の延長線上に右脚を置く。太ももを少し外に回し、膝を天井に向ける。

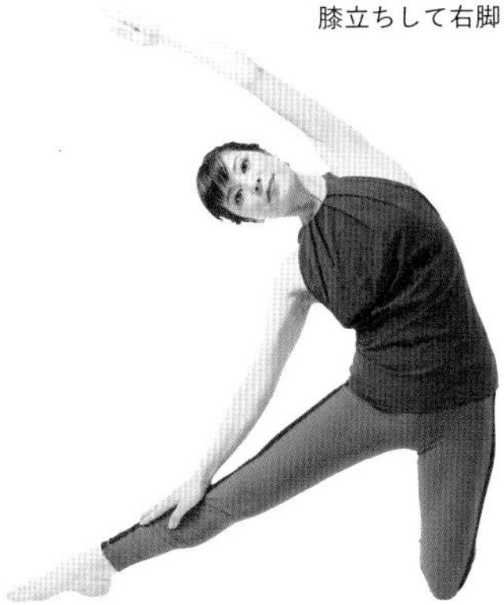

3

右手を右脚に添え上半身を右に倒す

右手は右足に添え、息を吸いながら左手を上げる。息を吐きながら上半身を右真横に倒す。5〜10呼吸して1に戻り、反対側も同様に。

for beginner

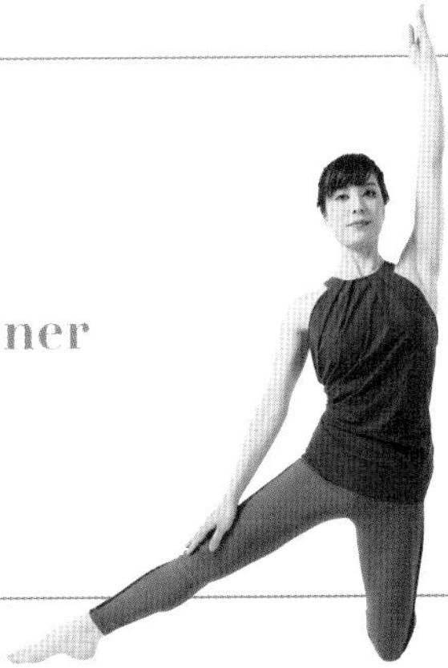

体を横に倒すのが辛いという人は、3の状態から左手を上に上げるだけでもOK。余裕があれば、少しずつ上体を右に傾け、自分にとって心地よく体側を伸ばせる角度を見つけましょう。

Eka Pada Rajakapotasana

ハトのポーズ

見た目にも美しく、全身の血流を促してむくみを解消してくれるポーズ。体幹も鍛えられるので、背中やお腹、ウエスト、ヒップに太ももと多くのパーツのシェイプアップが期待できます。さらに、バストアップ効果も。ただし、難易度は高めのポーズなので無理は禁物。とくに腰に不安を抱えている人は、心地よいと感じる範囲で行いましょう。

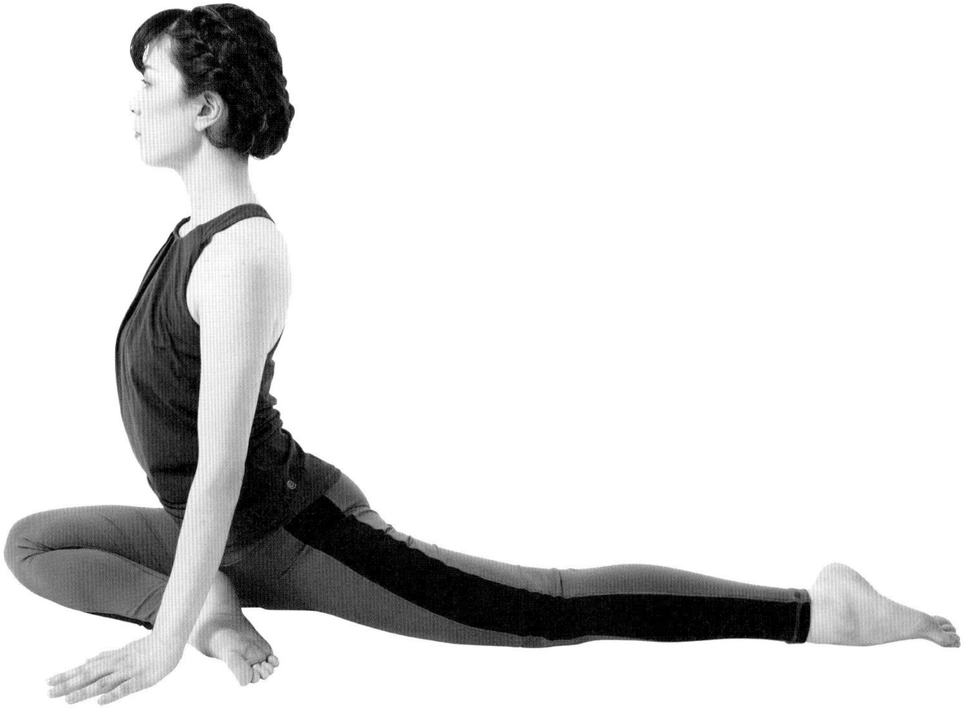

1

四つんばいになり 腕と太ももを垂直に

肩の真下に手首、腰の真下に膝がくるように四つんばいになる。手は正面に向け、首はゆるく伸ばす。肩甲骨は軽く外に開く。

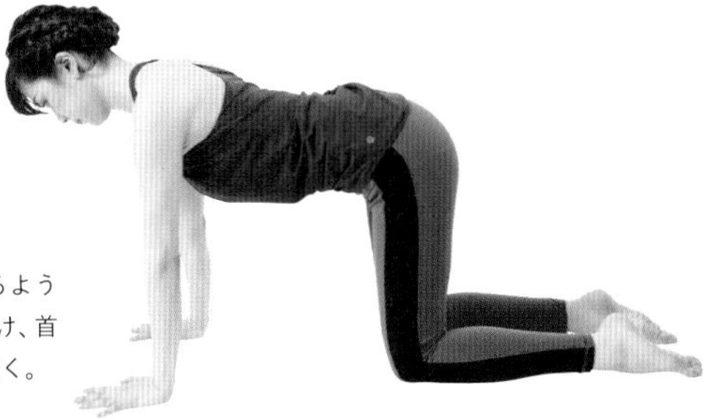

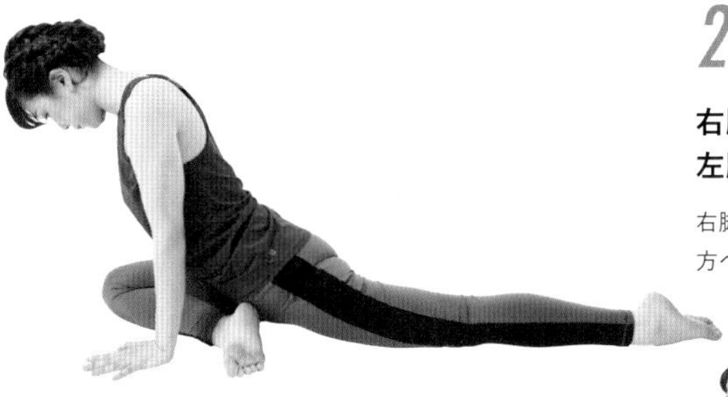

2

右膝を前に曲げ 左脚は後方に伸ばす

右脚は両手の間で膝を曲げ、左脚は後方へ伸ばす。

3

上体を起こして背すじを伸ばす

脇を締め、両手で床を押しながら上体を起こす。胸をを引き上げて5〜10呼吸キープ。反対側も同様に。腰が辛い人は、上体を前に倒してもOK(うつぶせのハトのポーズ)。

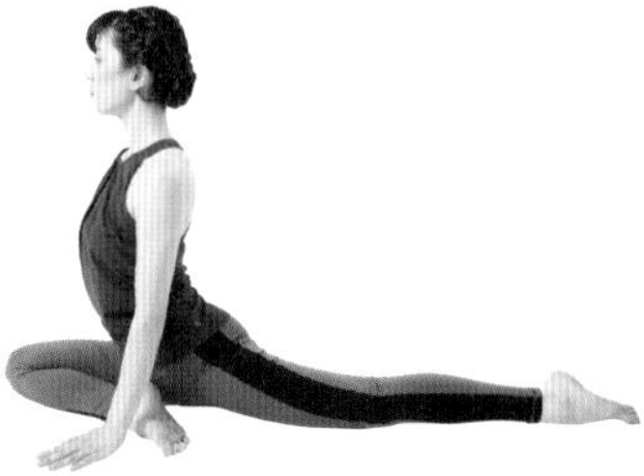

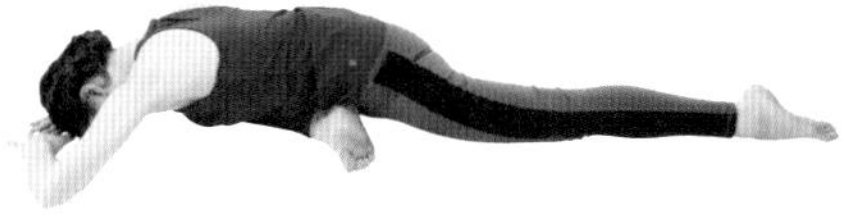

Arrange Pose

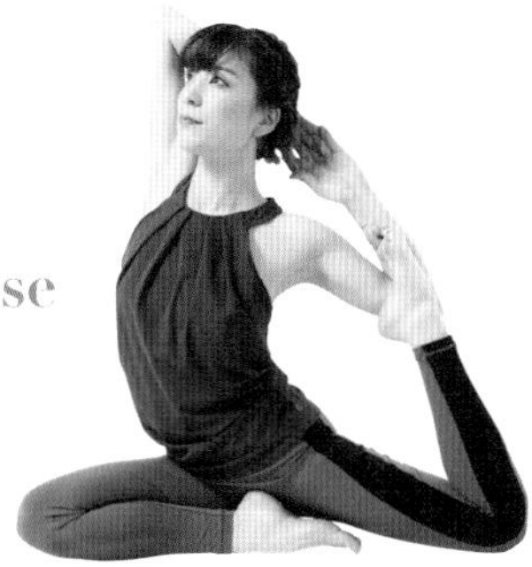

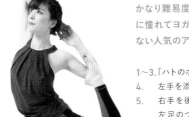

かなり難易度が高いものの、このポーズに憧れてヨガを始めたという人も少なくない人気のアレンジポーズです。

1〜3.「ハトのポーズ」同様。
4. 左手を添えながら左脚の膝を曲げる。
5. 右手を後ろに回して左手と軽く組み、左足のつま先を左肘の内側にかけ、5〜10呼吸キープ。反対側も同様に。

腕立てのポーズ

Chaturanga Dandasana

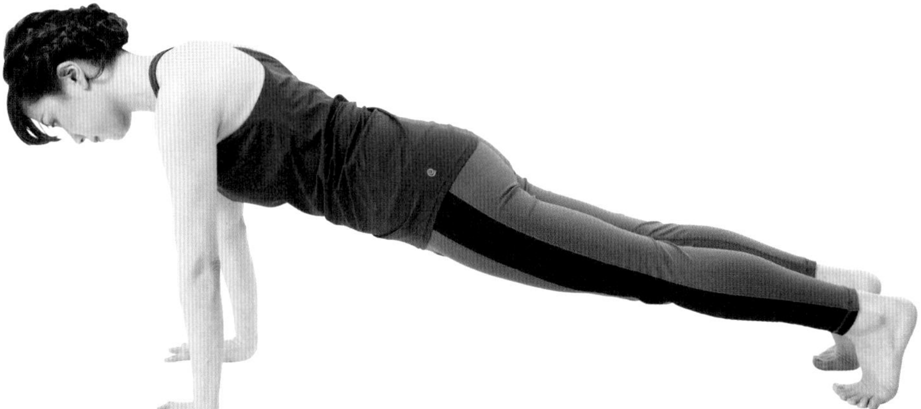

基本のポーズのひとつで、「四つ手のポーズ」とも呼ばれます。さまざまなジャンルのエクササイズやトレーニングに登場する「プランク」もこのポーズとよく似ています。体を板のように真っすぐ保つことで腹筋を中心に体幹を鍛えることができます。全身の筋力をアップさせ、他のヨガポーズのキープ力を高めることにも役立ちます。

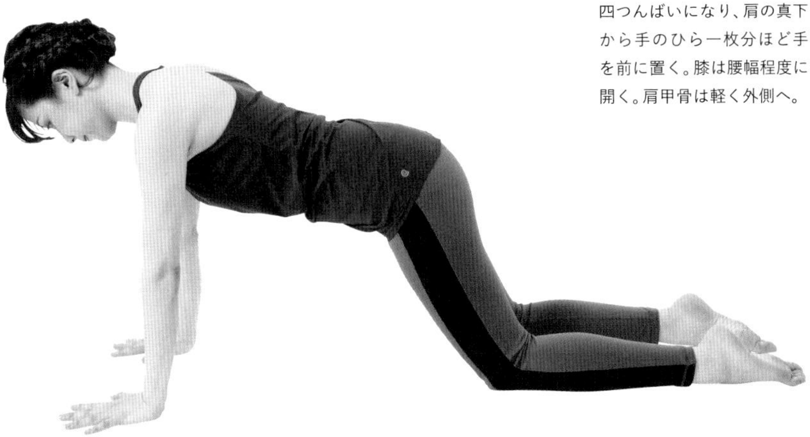

1

四つんばいになり
手を少し前に出す

四つんばいになり、肩の真下から手のひら一枚分ほど手を前に置く。膝は腰幅程度に開く。肩甲骨は軽く外側へ。

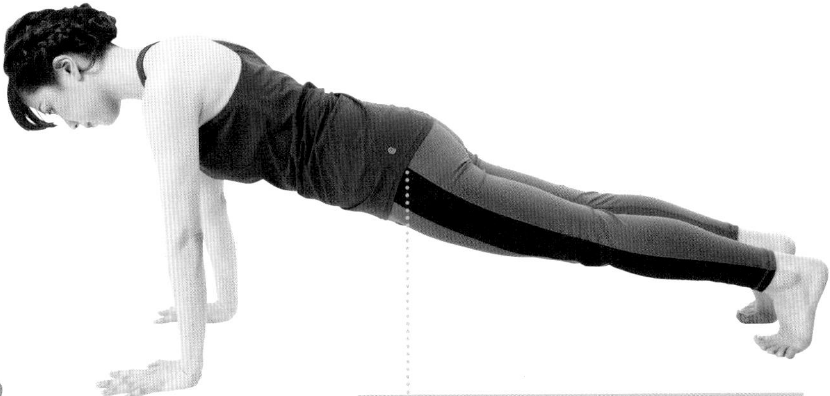

2

膝を持ち上げる

自然な呼吸で膝を持ち上げる。両足のつま先は立て、足首から肩を結んだ時、腰は一直線よりやや持ち上げる。5〜10呼吸キープし、1に戻る。

POINT LESSON

骨盤を中心に脚が下に、背骨が上に長く伸び胸の背面が大きく開くようなイメージで行うのが理想。お尻を上に持ち上げようとしたり、お尻を下に落としてしまうと腕などの一部分だけに負荷がかかりすぎてしまいます。力づくではなく、常に流れを意識して。

ランジのポーズ

「ランジ」には突進するという意味があり、勢いよく前進する直前のようなポーズ。立位のポーズと「ダウンドックのポーズ」(P82)など動きをつなぐポーズとしてもよく登場します。全身のバランスを整え、体幹を鍛える効果が期待できます。下半身を中心に、全身の筋肉をほどよくほぐし、血行もアップするといわれています。

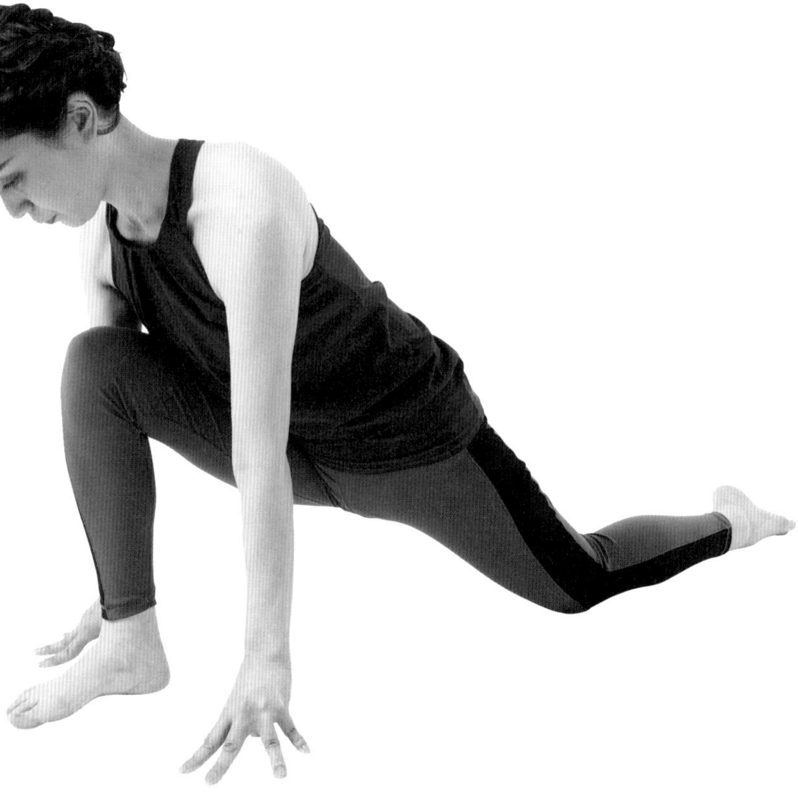

1

四つんばいになり 腕と太ももを垂直に

肩の真下に手首、腰の真下に膝がくるように四つんばいになる。手は正面に向け、首はゆるく伸ばす。肩甲骨は軽く外に開く。

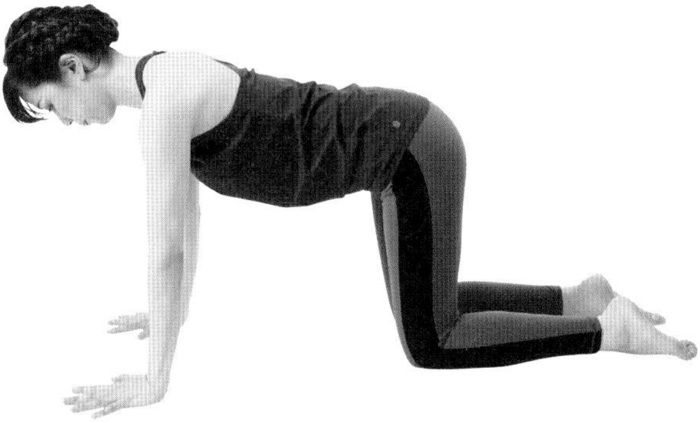

2

息を吐きながら 右足を踏み出す

右足を一歩前に踏み出す。膝は90°ほどの角度に。

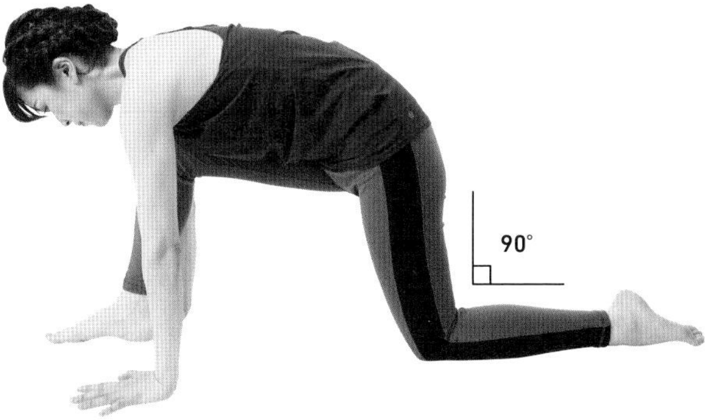

3

息を吸いながら 上体を起こす

肩甲骨から腕を引き上げ、指先で床を押すようにしながら上体を上げる。背すじはできるだけ真っすぐを保つ。深呼吸しながら5～10呼吸キープ。反対側も同様に。

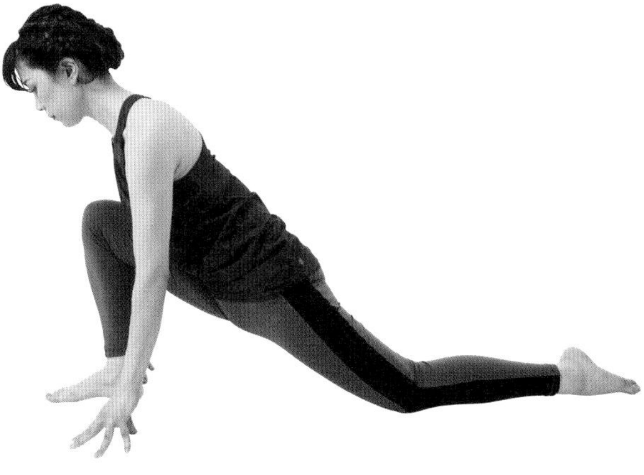

ダウンドッグのポーズ

Adho Mukha Svanasana

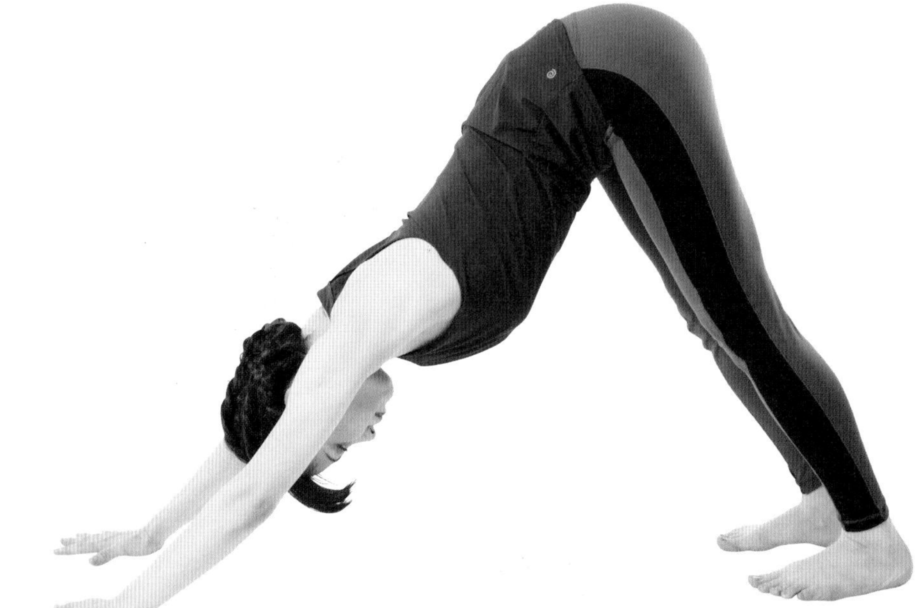

全身を大きく動かし、血の巡りを促すポーズで、背中や足のストレッチ効果も期待できます。ヨガポーズの流れの中でも休憩ポーズとしてよく登場します。このポーズが楽に感じられない場合は、腰から床についた手までが真っすぐになっているかをチェックしてみて。無理なく行えるかどうかが、ヨガの基本的な体の使い方が身についたかどうかの目安にもなります。

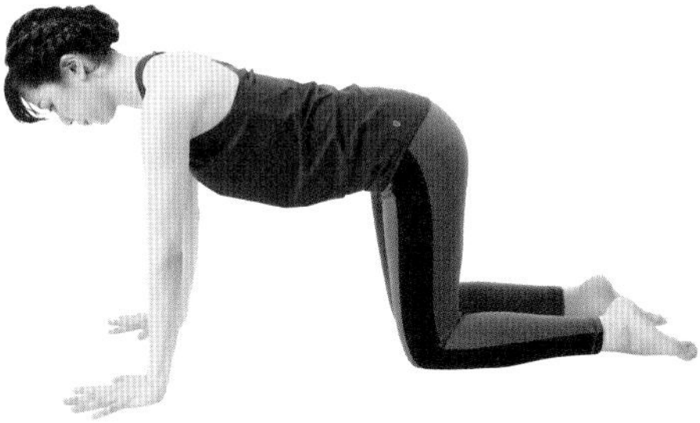

1

四つんばいになり腕と太ももを垂直に

肩の真下に手首、腰の真下に膝がくるように四つんばいになる。手は正面に向け、首はゆるく伸ばす。肩甲骨は軽く外に開く。

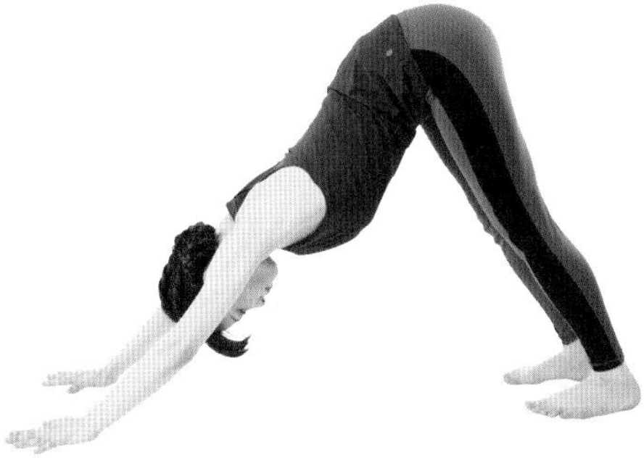

2

両手で床を押しながらお尻を引き上げる

手に体重をのせ、背すじを伸ばしたままお尻を高く引き上げる。余裕があればかかとを床につける。肩が前に出てしまうと手に体重がかかりすぎるので、しっかり脇を伸ばす。体で三角形を作るイメージで。

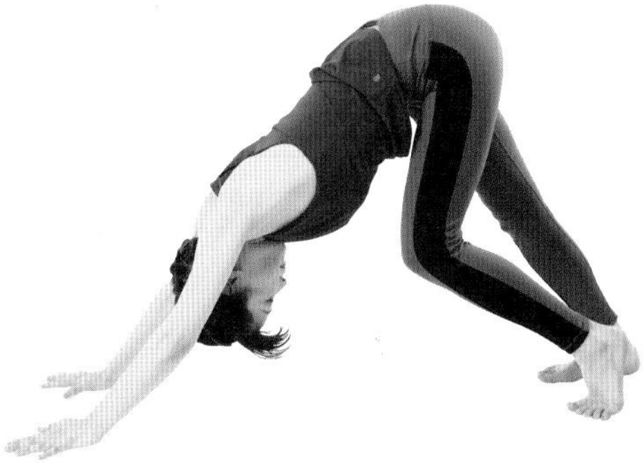

3

そのままゆっくり足踏みする

そのまま足踏みをすることで、ストレッチ効果がアップ。

---

for beginner

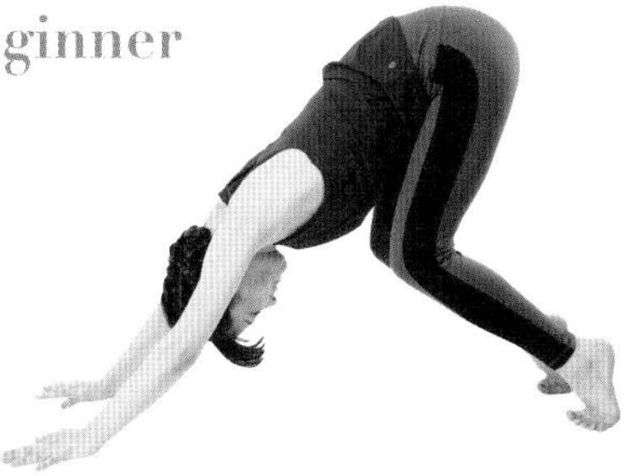

このポーズで重要なのは、尾骨を天井に引き上げ、手首〜尾骨までを一直線に保つこと。慣れるまでは膝は曲げていてもOK。少し慣れたら、手と足の距離を多めに離し、ポーズを楽に取れる位置を見つけましょう。

[デトックスヨガ]

Morning Menu

5
minutes

体の中の気を入れ替える

眠っている間に体の中に滞っていた気を
ゆったり呼吸しながら、伸ばしてねじってデトックス。

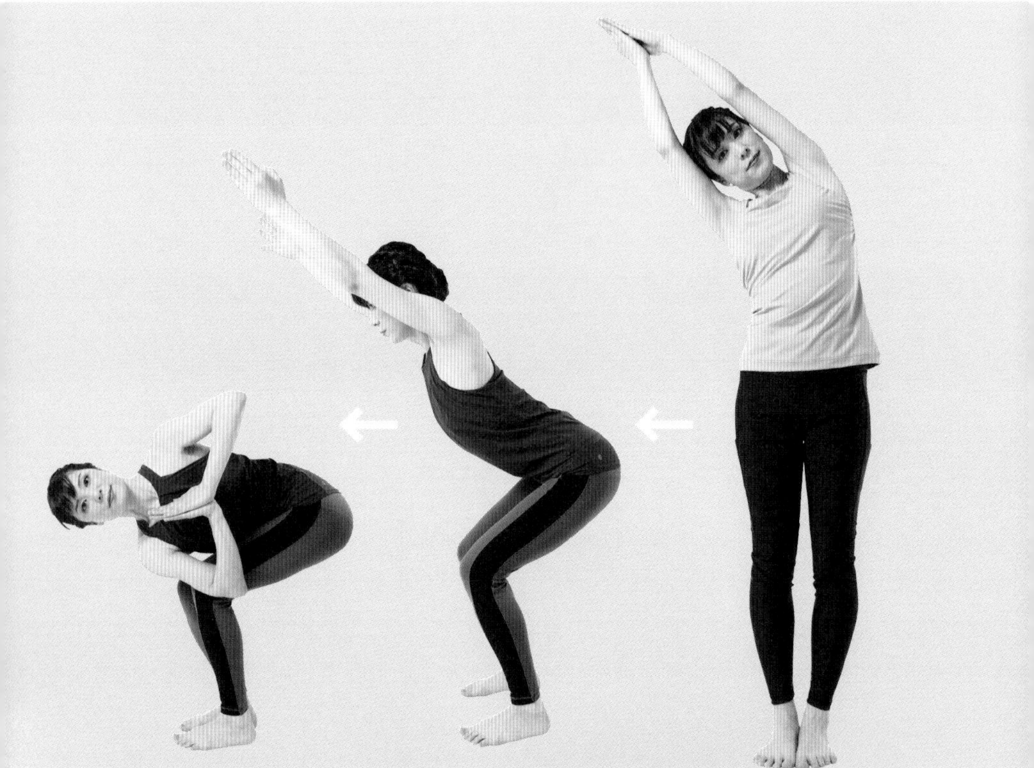

月のポーズ

真っすぐに立ち、息を吐きながら上体を右に傾ける。5〜10呼吸キープし、反対側も同様に。

●P60［Chapter.2］参照

腰かけのポーズ

足を腰幅ほどに開き、両膝を軽く曲げてお尻を引いて両腕を上げる。5〜10呼吸キープ。

●P72参照

腰かけねじりのポーズ

胸の前で合掌し、上体を深く左にねじり、右肘を左腿の外側にひっかける。5〜10呼吸ほどキープ。反対側も同様に。

●P73参照

スリムボディを目指したいなら、まずは血の巡りのよい状態を保つことが大切。気になるパーツをターゲットにしたポーズの効果もアップします。

5 minutes

流れをよくしてアクセルを全開に

全身の血の巡りを促すポーズを組み合わせたメニュー。パワフルに乗り切りたい一日の始まりにはぴったり。

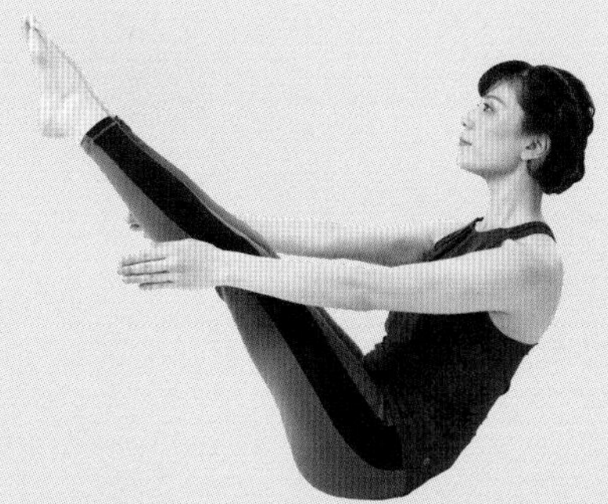

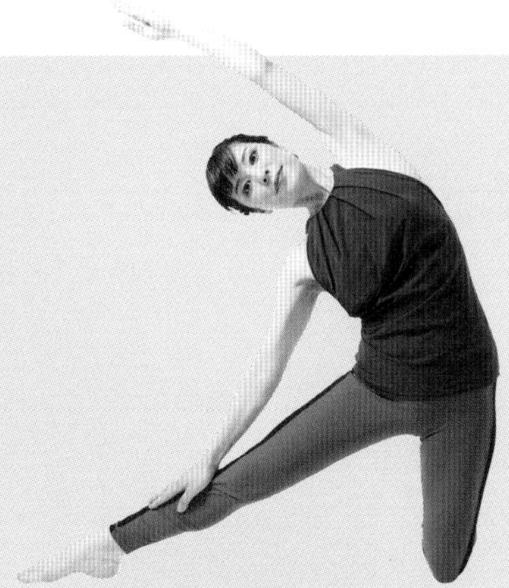

舟のポーズ

両脚を伸ばして座り、膝を立てる。両手を床に置き、両脚を上げる。両腕を前へ伸ばして5～10呼吸キープ。

●P70参照

かんぬきのポーズ

膝立ちになって右脚を前に出し、90°横に開いてから左脚の延長線上に右脚を置く。左手を上げて上体を右に倒して5～10呼吸キープ。反対側も同様に。

●P74参照

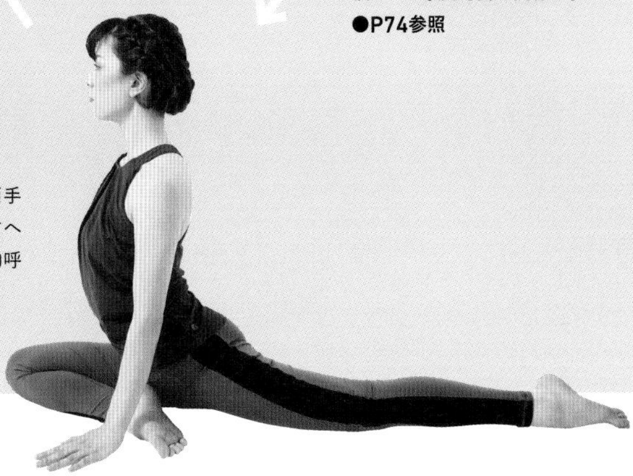

ハトのポーズ

四つんばいになり、右脚は両手の間で膝を曲げ、左脚は後方へ伸ばす。上体を起こし、5～10呼吸キープ。反対側も同様に。

●P76参照

［デトックスヨガ］*Day Time Menu*

5 minutes

気だるさを振り払う

背すじをしっかりと伸ばしながら体を大きく動かし、
滞った血の巡りをしっかりブーストさせるメニュー。

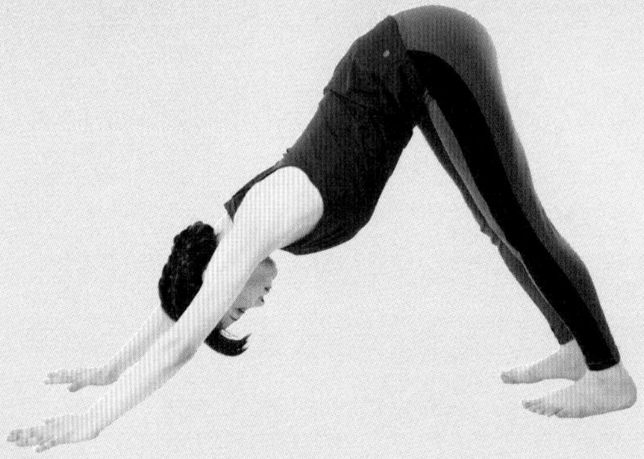

ダウンドッグのポーズ

四つんばいから背すじを伸ばしたままお尻を高く引き上げる。余裕があればかかとを床につける。

●P82参照

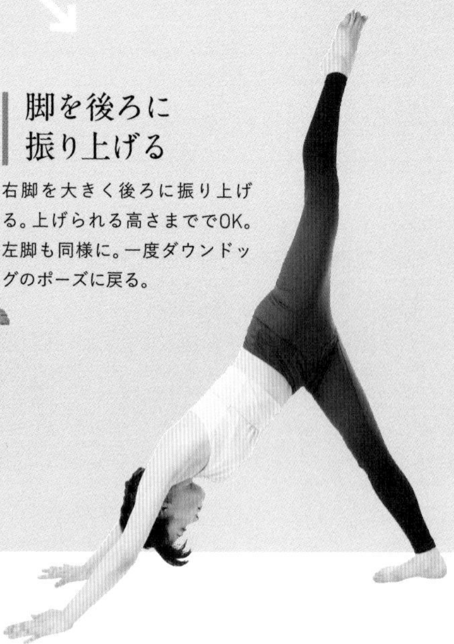

脚を後ろに振り上げる

右脚を大きく後ろに振り上げる。上げられる高さまででOK。左脚も同様に。一度ダウンドッグのポーズに戻る。

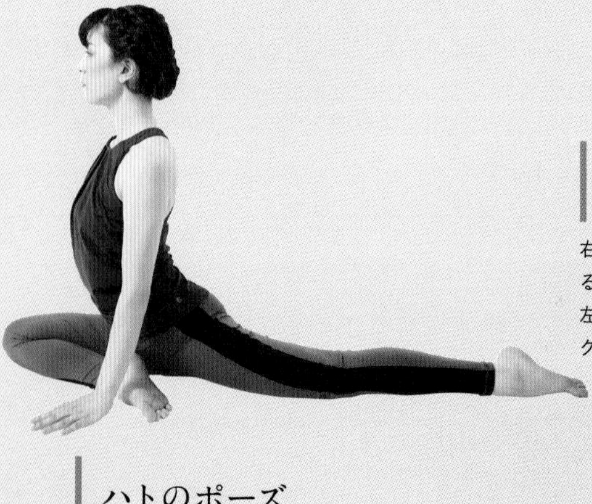

ハトのポーズ

膝をついて四つんばいになり、右脚は両手の間で膝を曲げ、左脚は後方へ伸ばす。上体を起こし、5〜10呼吸キープ。反対側も同様に。

●P76参照

**長時間のトレーニングやエクササイズを週に1、2度するよりも、
毎日の積み重ねがスリムボディへの近道。トレーニング系ヨガを習慣化して。**

3
minutes

座ったままできるかんぬきのポーズ

呼吸が浅いと体内に酸素が行きわたらず、太る原因に。
体側をしっかりのばして、呼吸を深めて血の巡りをアップ。

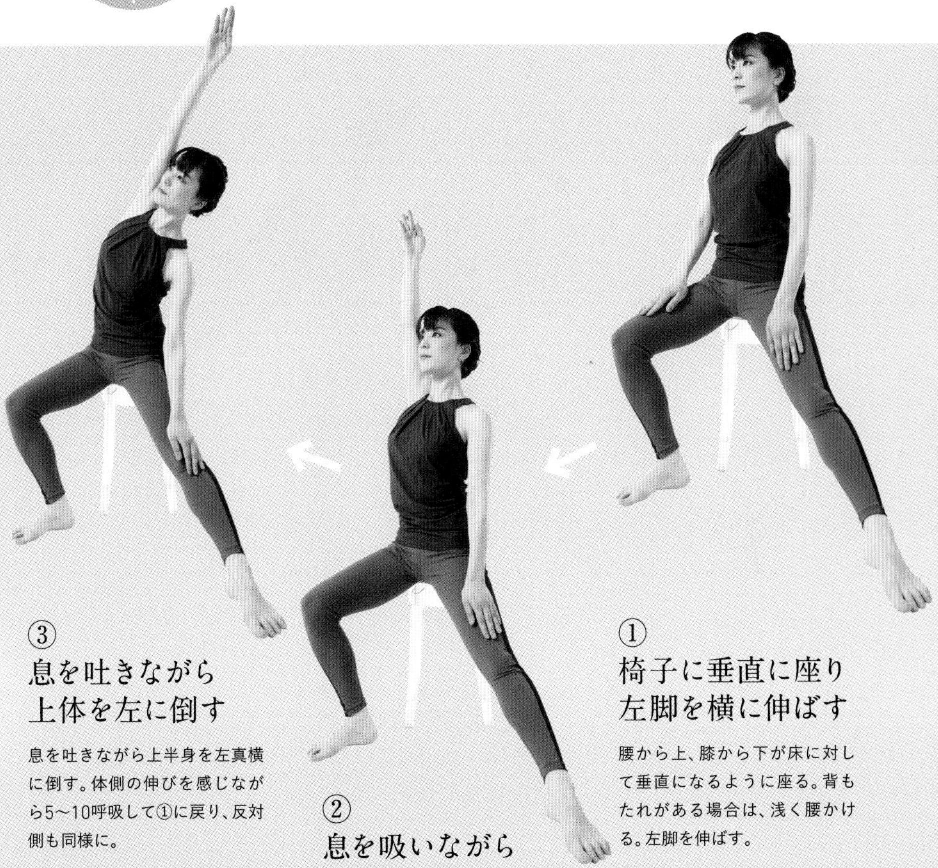

① 椅子に垂直に座り左脚を横に伸ばす

腰から上、膝から下が床に対して垂直になるように座る。背もたれがある場合は、浅く腰かける。左脚を伸ばす。

② 息を吸いながら右手を上げる

右手を上げる。脇を締め、肩が上がらないように。

③ 息を吐きながら上体を左に倒す

息を吐きながら上半身を左真横に倒す。体側の伸びを感じながら5〜10呼吸して①に戻り、反対側も同様に。

［デトックスヨガ］

Night Menu

5 minutes

体をゆるめて代謝をアップ

座り仕事が多かった一日には、股関節をゆるめて。
むくみ防止＆半身痩せの効果が期待できます。

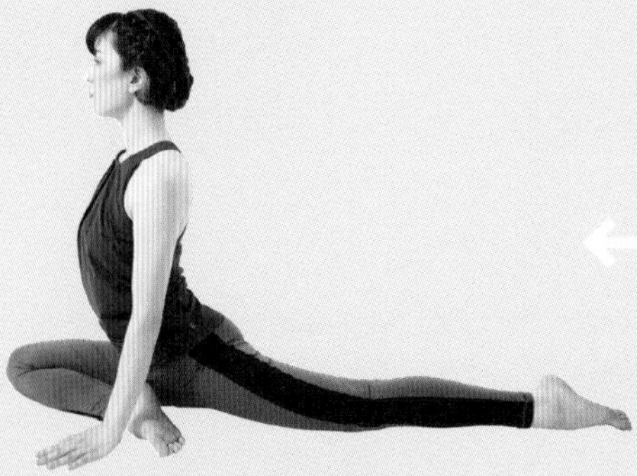

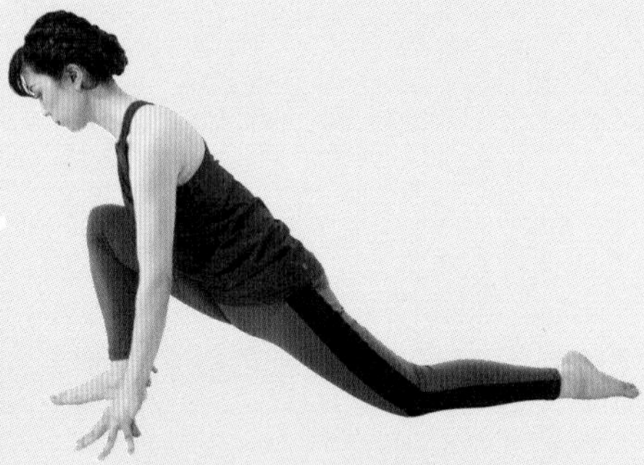

ハトのポーズ

膝をついて四つんばいになり、右脚は両手の間で膝を曲げ、左脚は後方へ伸ばす。上体を起こし、5〜10呼吸キープ。反対側も同様に。

●P76参照

ランジのポーズ

四つんばいになり、右足を一歩前に踏み出す。上体を起こし、5〜10呼吸キープ。反対側も同様に。

●P80参照

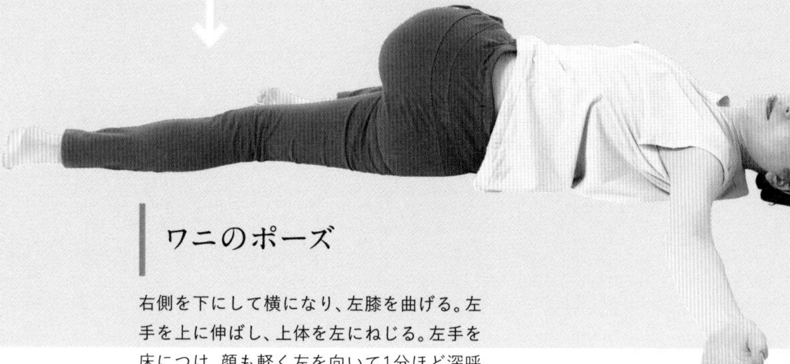

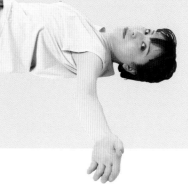

ワニのポーズ

右側を下にして横になり、左膝を曲げる。左手を上に伸ばし、上体を左にねじる。左手を床につけ、顔も軽く左を向いて1分ほど深呼吸しながらリラックス。反対側も同様に。

●P96[Chapter.4]参照

寝る前に激しい運動をしても寝つきが悪くなり、かえってダイエットの妨げに。眠りにつく前のひと時はリラックスし、体の中の気の流れを整えましょう。

5 minutes

今日の疲れを捨て去る

体の中から要らないものを追い出すようなイメージで血流を穏やかに促し、質のよい眠りの下準備を。

ランジのポーズ

四つんばいになり、右足を一歩前に踏み出す。上体を起こし、深呼吸しながら5〜10呼吸キープ。反対側も同様に。

●P80参照

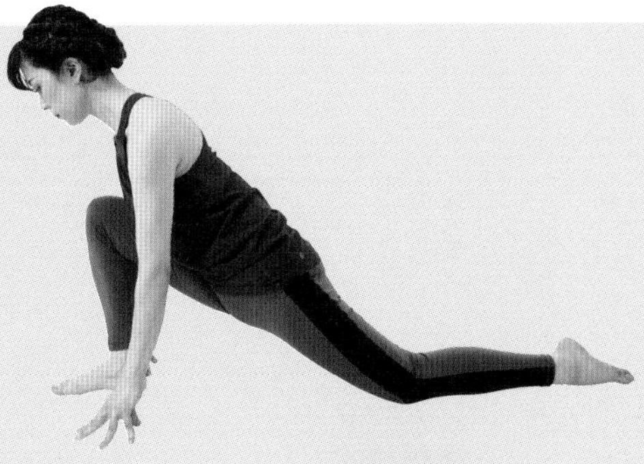

↓

ダウンドッグのポーズ

四つんばいから背すじを伸ばしたままお尻を高く引き上げる。余裕があればかかとを床につける。

●P82参照

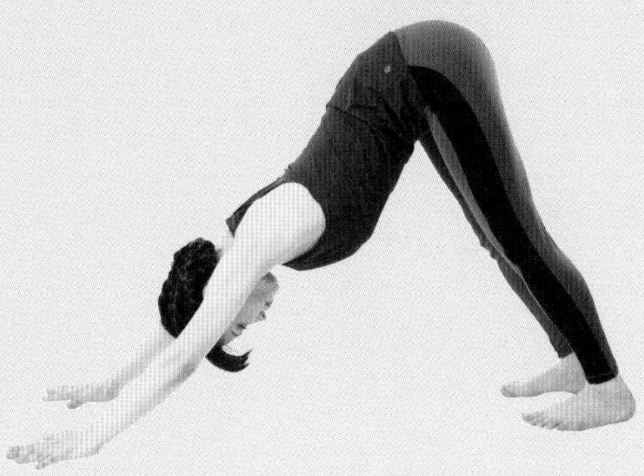

↓

子どものポーズ

正座で座り、両手を少しずつ前に伸ばす。額を床につけ、5〜10呼吸キープしたら、両手を膝の横に戻す。

●P54[Chapter.2]参照

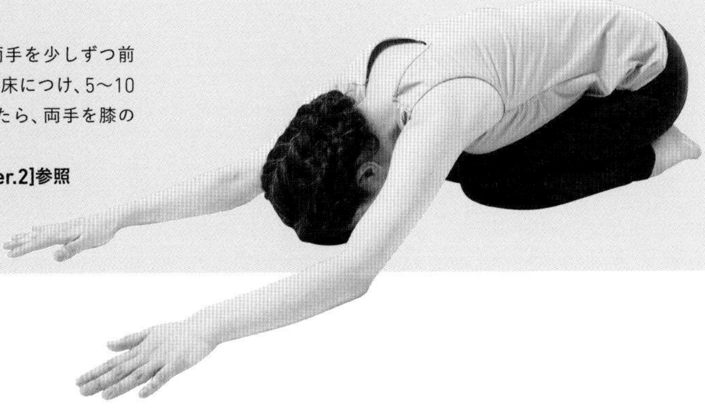

Column.03

みき かな先生の
ヨガスタジオがオープン！

本書の著者であるみき かな先生のヨガスタジオ「BE TORE STUDIO」。プライベート感のある真っ白な空間でぜひレッスンを体験してみて。

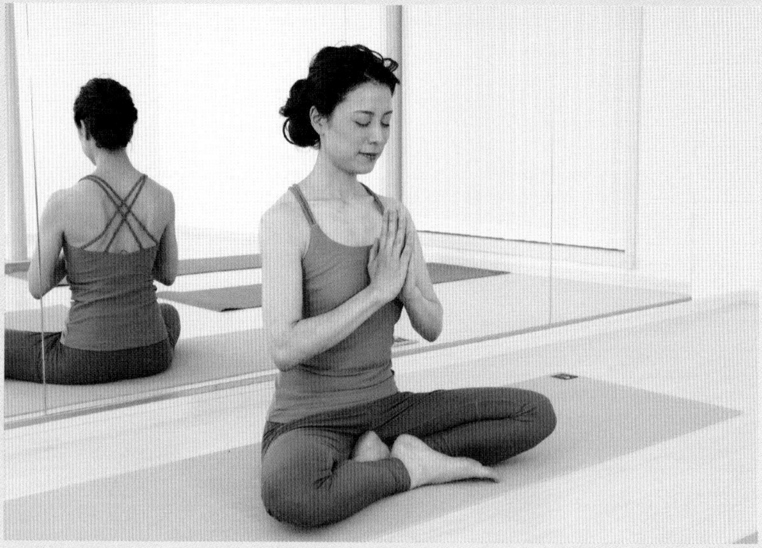

▲ ヨガインストラクターとして初のプライベートスタジオをオープンさせたみき かな先生。

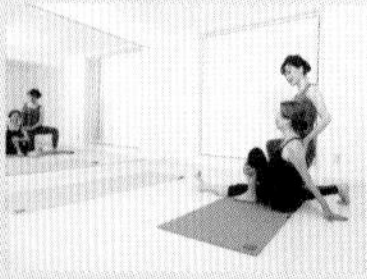

▲ ヨガ初心者にも、ゆったりとしたペースでこまやかにレクチャー。

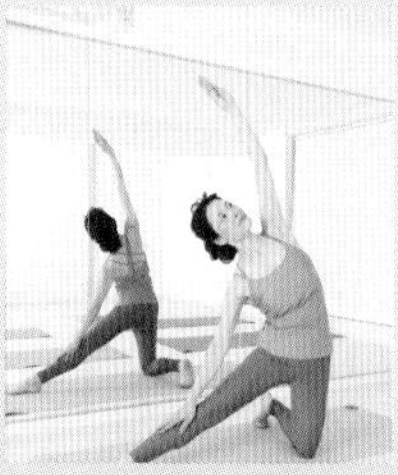

▲ 目指すべきお手本となる先生が美しいとモチベーションもアップ。

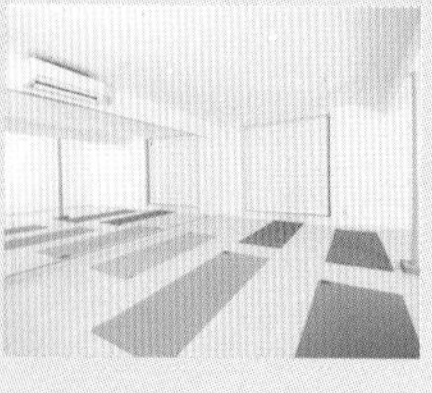

◀ 白を基調としたプライベート感のある空間。大勢が苦手な人にも◎。

じっくりヨガに取り組める プライベートヨガスタジオ

ヨガにおいて一番重要なのは、深く呼吸をしながらゆったりと心地よく取り組むこと。大手スタジオではなかなかそうもいきませんが、みき先生がオープンさせた「BE TORE STUDIO」は、完全プライベートスタジオ。初心者でも自分のペースでヨガレッスンを始めることができます。

[STUDIO DATA]

詳しくはオフィシャルHPでチェック！
https://betorestudio.com/index.html

Chapter. 4

幸せを呼びこむ
健康美ヨガ

何事も体が資本。健康維持にはバランスのよい食事と、良質な眠り、そして適度な運動が欠かせません。健康運をアップさせるには、生命力を高めることが大切。その時に重視したいのが「火」と「土」の気です。色でいえば、「火」の気を高めてくれるグリーン系のカラーをウエアやヨガマットなどの小物に取り入れるのがおすすめ。ワンルームでなければ、「静」の場所である寝室を避け、可能なら南西や北東の部屋でヨガを行うと効果アップ。また、「土」の気は低いところに集まるので、床はこまめに掃除するようにしましょう。

また、冷たい飲み物はお腹を冷やしてしまうので、とくに女性はなるべく控えるようにすることをおすすめします。黒ベースのインテリアも健康運をダウンさせてしまうのでできれば避けるのが吉。

風水を取り入れることでよりヨガの効果を高めて、心身ともに健やかな幸せ体質の土台を固めましょう。

ねじりのポーズ

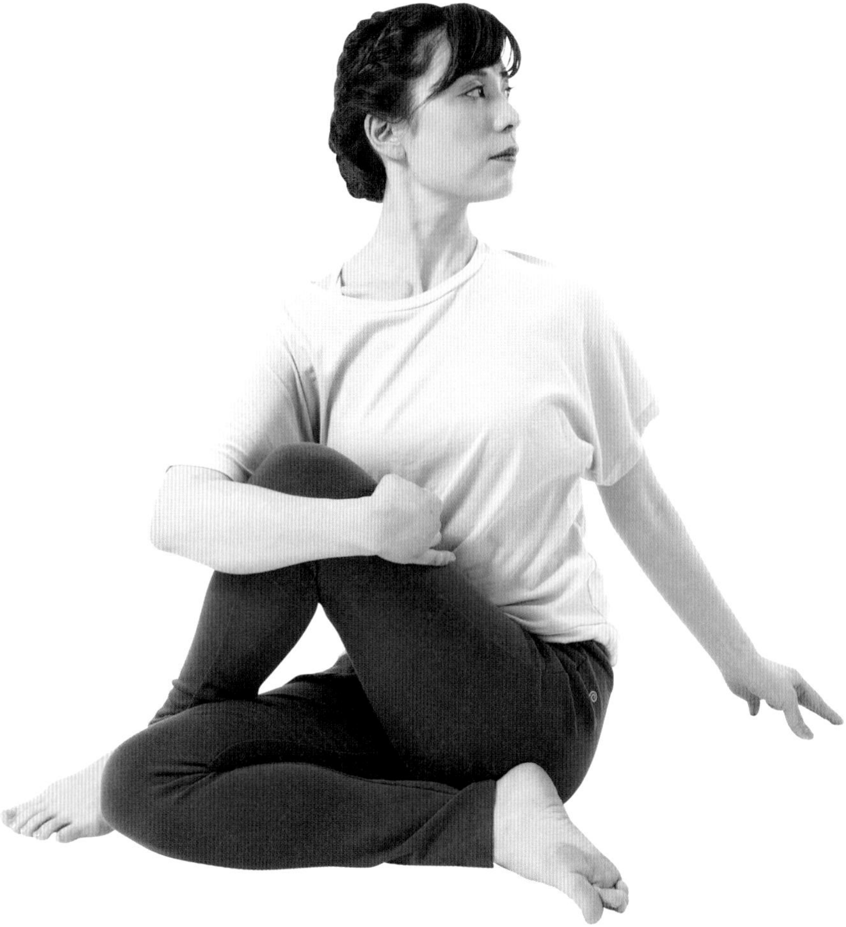

座って行うポーズは、コリや緊張をやわらげ、全身をやわらかくしてくれます。別名「半分の魚の王のポーズ」とも呼ばれるこのポーズは、スタンダードなねじりのポーズで、背筋や腹筋にねじりを加えることで血行を促進し、毒素をデトックスして体の浄化につながります。肩や腰、首のストレッチになるのはもちろん、消化をよくしたり、月経時の不快な症状や疲労を軽減する効果も期待できます。

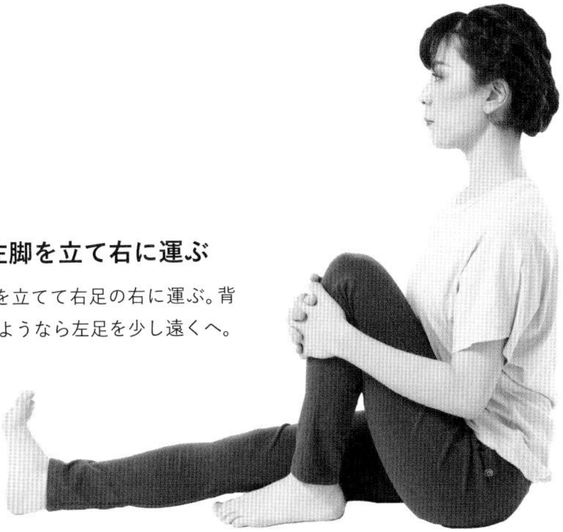

1

長座から左脚を立て右に運ぶ

長座し、左足を立てて右足の右に運ぶ。背中が丸くなるようなら左足を少し遠くへ。

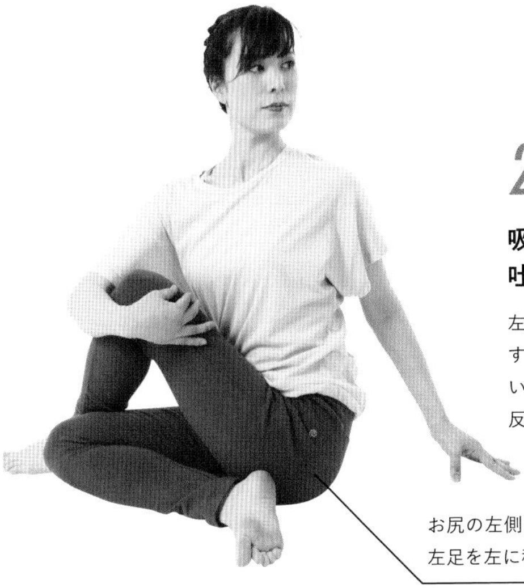

2

吸って背すじを伸ばし 吐く息で上体を左にねじる

左膝を右手で軽く抱えながら、上体を左にねじる。背すじは力まずに自然に伸ばす。首は後ろに回しすぎないように。5〜10呼吸キープし、吸いながら1に戻る。反対側も同様に。

お尻の左側が浮く場合は、左足を左に移動させる。

---

for beginner

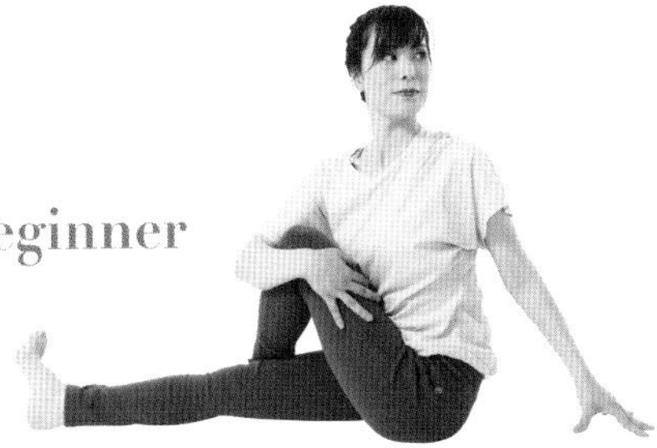

下ろしている足の膝に違和感を感じたら、真っすぐ前に伸ばしてもOK。立てている足の膝は無理に抱えようとせず、背すじの伸びを優先しましょう。上体を強くねじろうとすると胸が前に落ち、呼吸も深くできません。胸を大きく開くように意識することで、かえって深くねじることができます。

針の糸通しのポーズ

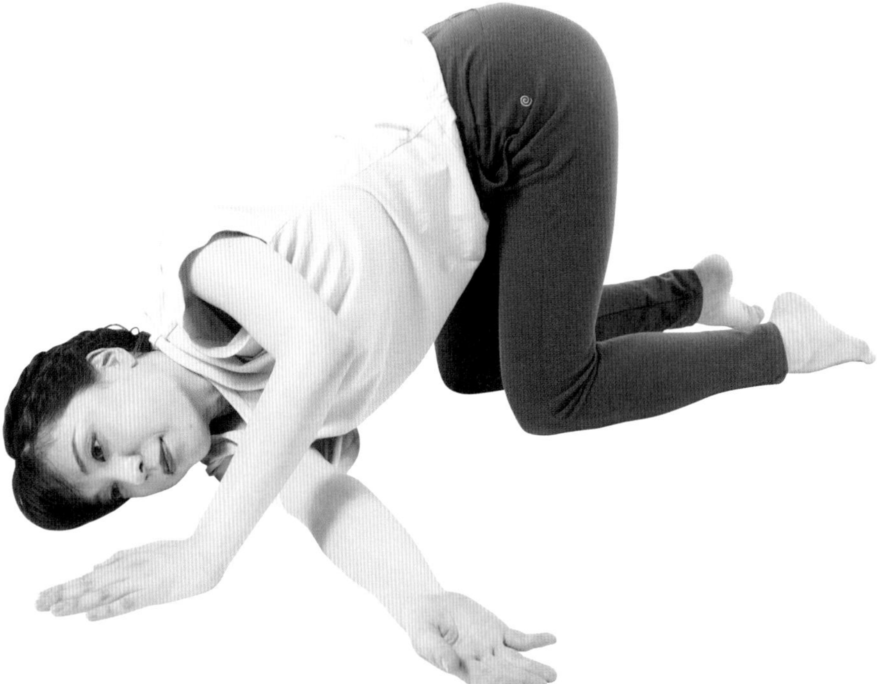

四つんばいの姿勢から上体に大きくねじりを加えたポーズです。肩甲骨周り・僧帽筋をストレッチできるので、首・肩のこりの解消にも効果的。上体をねじることで横腹に効き、内臓も刺激されて活性化します。息を止めず、ゆっくりと呼吸することでポーズが深まり、胸が気持ちよく広がっていきます。

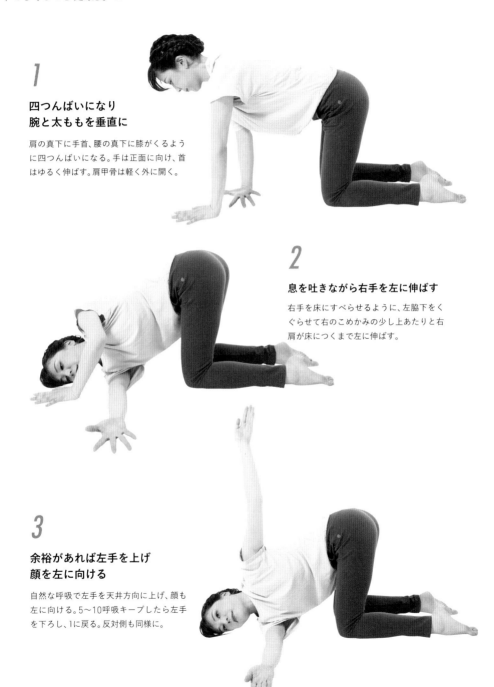

1

四つんばいになり
腕と太ももを垂直に

肩の真下に手首、腰の真下に膝がくるように四つんばいになる。手は正面に向け、首はゆるく伸ばす。肩甲骨は軽く外に開く。

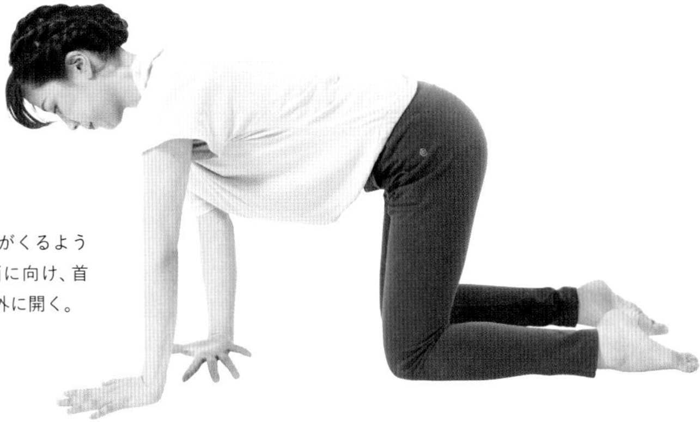

2

息を吐きながら右手を左に伸ばす

右手を床にすべらせるように、左脇下をくぐらせて右のこめかみの少し上あたりと右肩が床につくまで左に伸ばす。

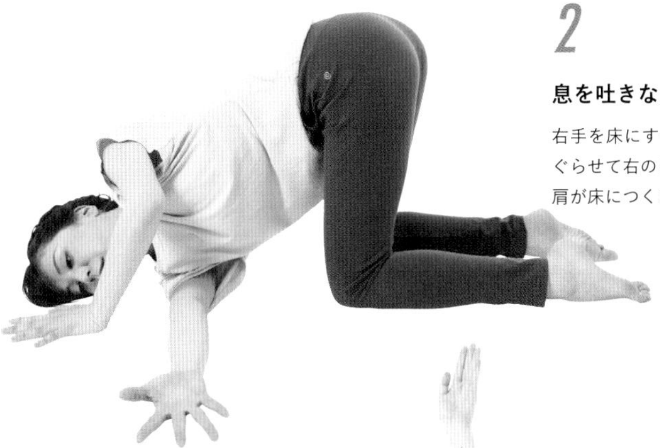

3

余裕があれば左手を上げ
顔を左に向ける

自然な呼吸で左手を天井方向に上げ、顔も左に向ける。5〜10呼吸キープしたら左手を下ろし、1に戻る。反対側も同様に。

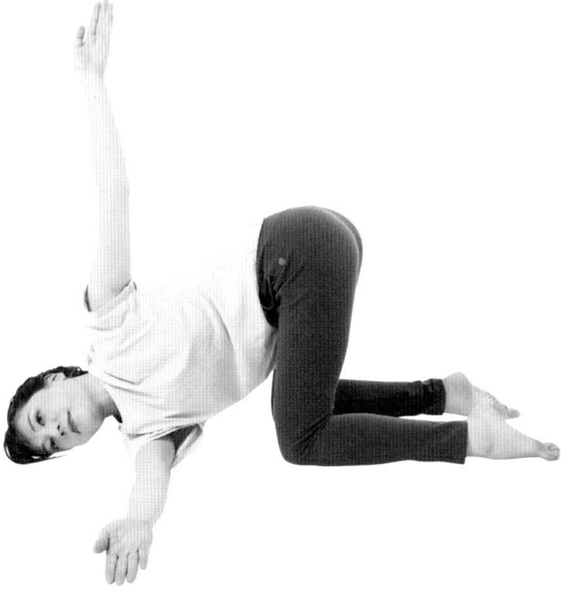

ワニのポーズ

体側からお尻、胸、腕の緊張をほぐし、全身がストレッチされる感覚を気持ちよく味わえるポーズ。体の力を抜きつつ、体の伸びを感じる程度に意識をキープし、ゆったりと呼吸し、のんびりと心を静めましょう。少ない動きながら全身の血の巡りが促され、ほどよく体が温まってくるのを感じられるはずです。

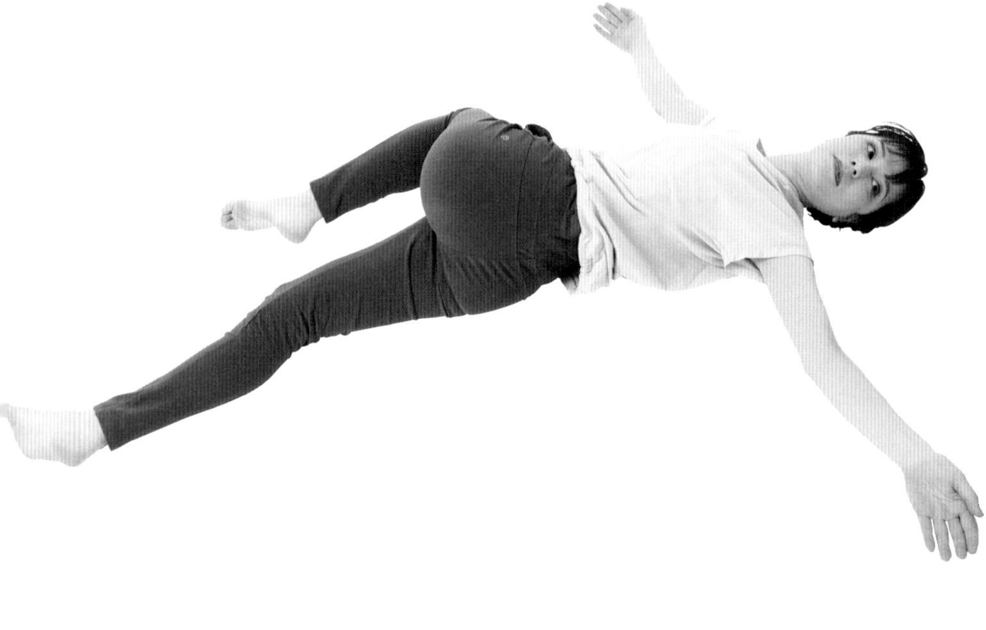

1

仰向けで左膝を立てる

真っすぐ仰向けになり、左膝を立てる。

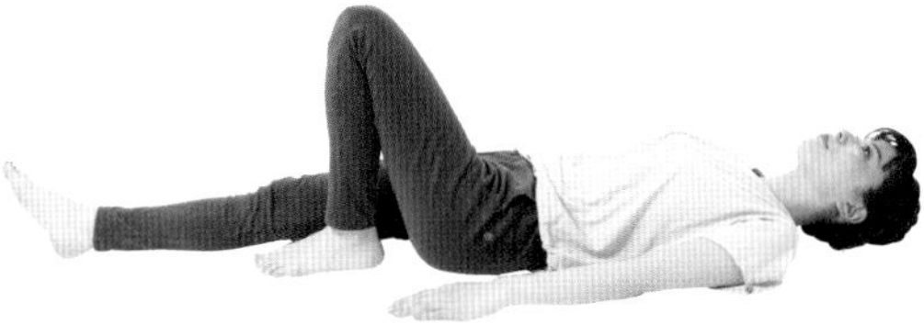

2

膝を引き上げ両手で抱える

膝を顔側に真っすぐ引き上げ、両手で抱える。伸ばしている右脚は力を抜き、リラックスさせる。

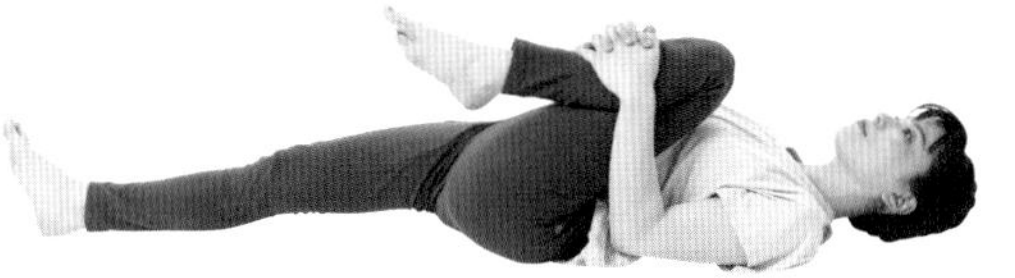

3

息を吐きながら左膝を右に倒す

右手を軽く添えて左膝を右に倒す。手で膝を無理に倒そうとするのではなく、太ももに心地よく伸びを感じる程度に。膝か足先を床につけて体を安定させる。

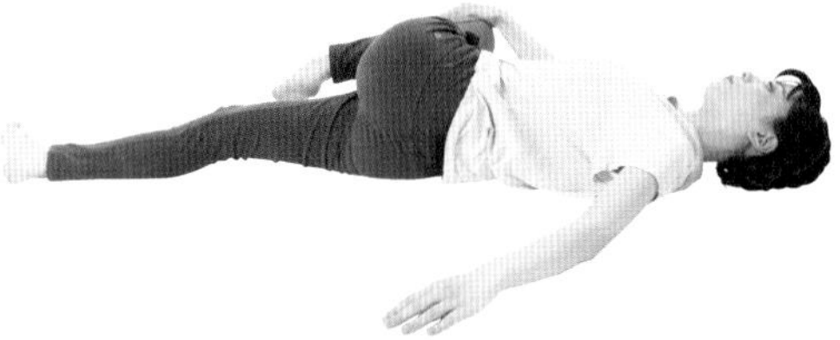

4

息を吸いながら左手を上げる

左手を上げると同時に、右足を突っ張って体を縦に伸ばす。伸ばしている足は少し後ろに引いたり、少し膝を曲げてもOK。

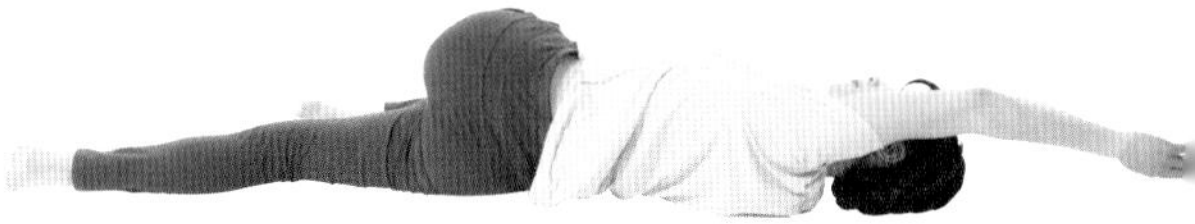

5

息を吐きながら上体をねじる

上体を左にねじり、左手と顔を左方向に。首に痛みを感じるようなら、無理にねじらずリラックスさせておく。深呼吸しながら1分ほどキープし、息を吸いながら4に、吐きながら1に戻る。反対側も同様に。

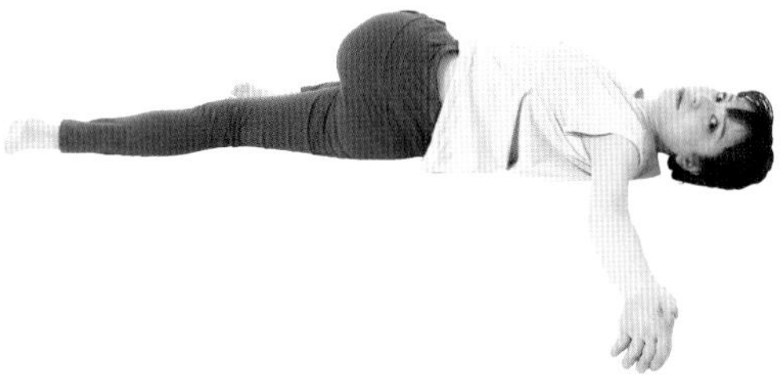

Matsyasana

魚のポーズ

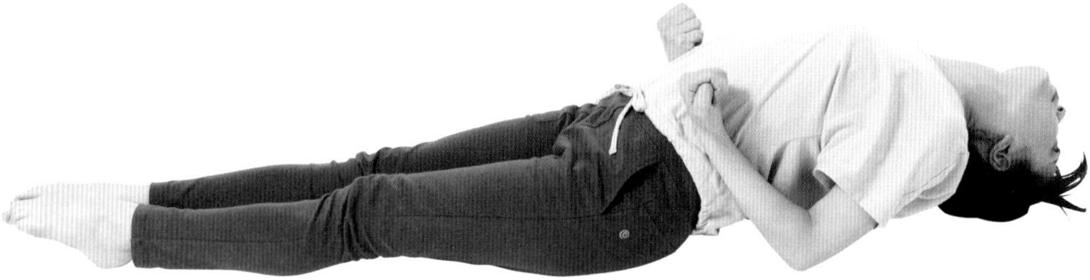

仰向けのまま上体を後屈させ、胸を大きく開くポーズ。首・肩のこり解消が期待できるほか、新陳代謝を促進し、免疫力をアップさせる効果があるといわれています。ただし、見た目より首に負担がかかるので、首の不調を抱えている人は無理に行わないようにしましょう。

1

仰向けに寝て両肘を曲げる

仰向けになり、両足を揃える。両手の親指を中にしてこぶしを握り、両肘を曲げて脇を締める。

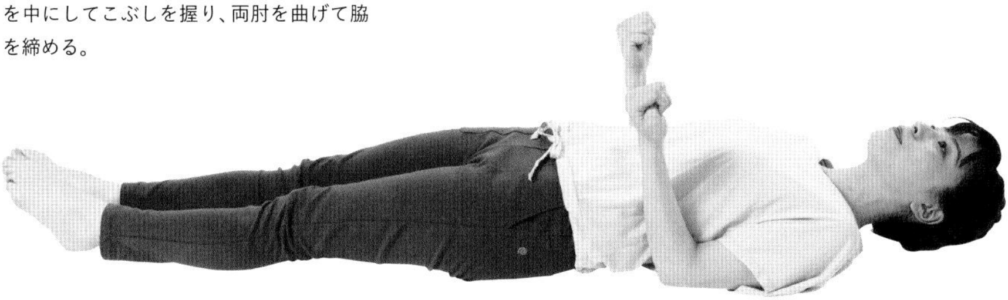

2

息を吸いながら上体を持ち上げる

両肘に力を入れて床を押し、胸を突き出すように上体を持ち上げる。頭頂あたりを床につける。目線は鼻先に。頭頂より肘で体重を支える。5〜10呼吸キープする。

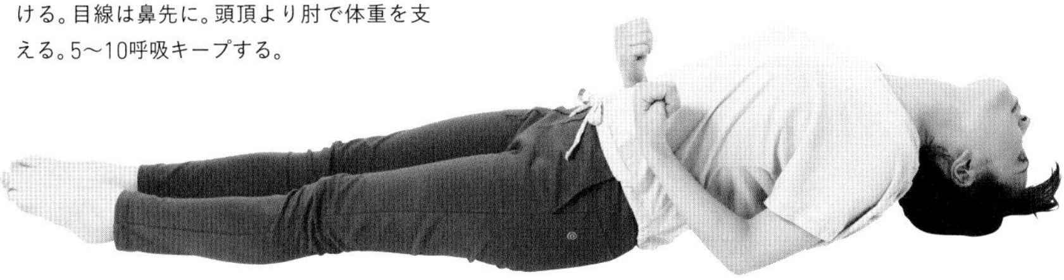

for beginner

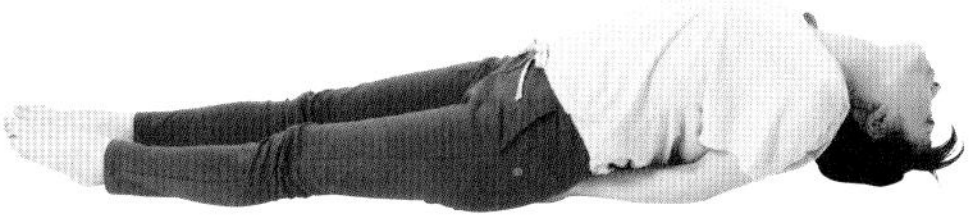

上のやり方でうまくいかない場合は、両手をの甲にお尻をのせ、両足の親指を前に伸ばしながら胸の中心を天井方向に持ち上げます。
ポーズをほどく時は、急に首を前に倒すと傷めてしまうおそれがあるので、一度頭を持ち上げ、ゆっくりあごを引いてから後頭部を床に戻します。

ハッピーベイビー ポーズ

Ananda Balasana

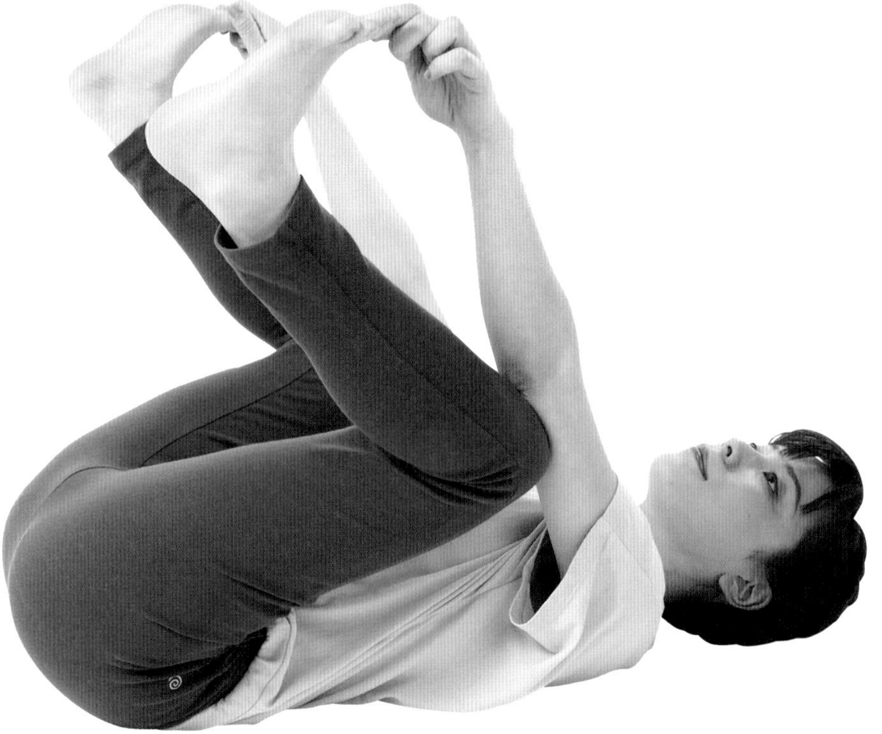

ふだん意識しづらいものですが、意外とこりやすいのがお尻。とくに座り仕事の時間が長い人はお尻もこりがちです。お尻がこることで下半身全体の血流が妨げられ、冷えやむくみの原因に。このポーズはお尻まわりの緊張を効果的にほぐすことができ、こうした悩みの軽減につながります。

1

仰向けになり両膝を抱える

仰向けになり、両膝を曲げる。両手で膝を抱える。

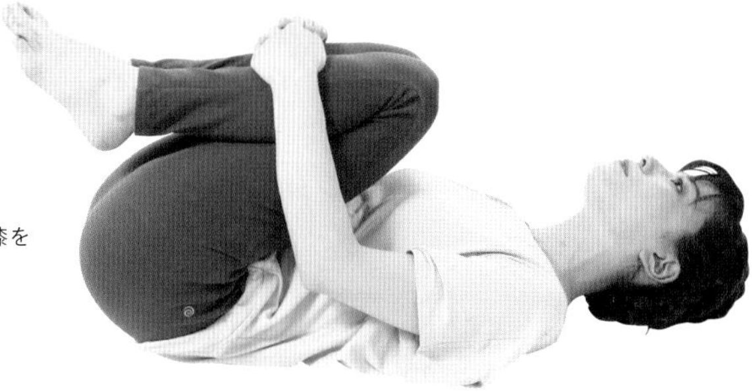

2

左右それぞれに足の親指をつかむ

右手で右足の親指、左手で左足の親指をそれぞれ内側からつかむ。持ちづらい場合は足全体をにぎってもOK。

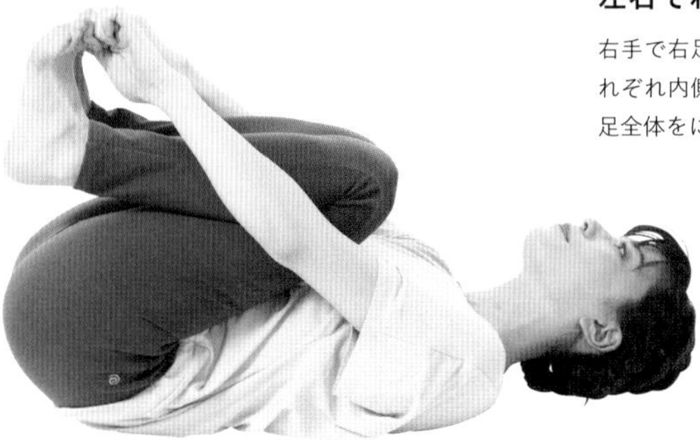

3

息を吐きながら足を開く

無理のない範囲で足を開く。肩に力が入らないように。5〜10呼吸キープする。

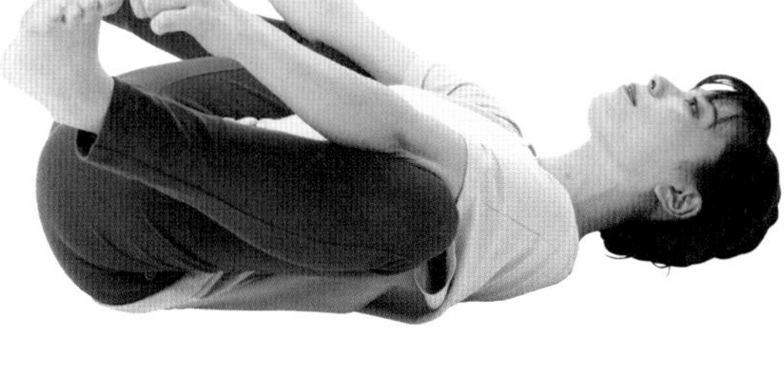

仰向けの金《こん》剛《ごう》座《ざ》

Supta Virasana

「金剛座」とは正座のこと。さらにすねを外に出すようにして座る「割座」は「英雄座」とも呼ばれます。このため、このポーズは「仰向けの英雄座」と呼ばれることも。股関節まわりや太ももの裏側全体がほぐれて下半身の血流が促されます。また、副交感神経を優位にしてくれるため、気持ちを安定させたり、就寝前に行うのもおすすめ。

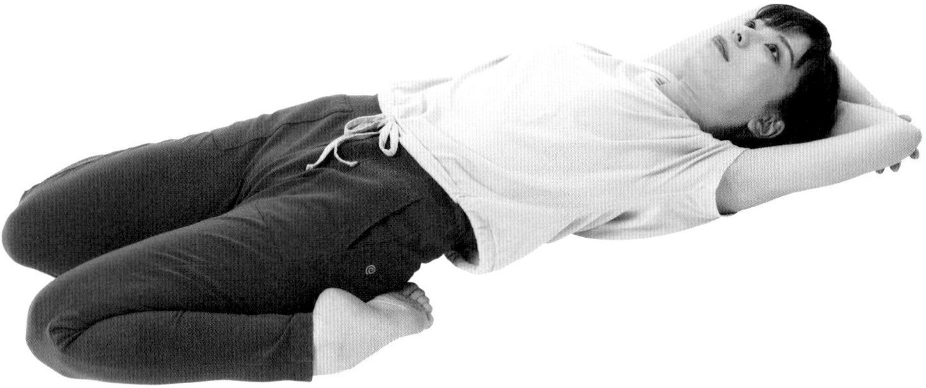

1

長座で座り片脚ずつ曲げる

足を前に投げ出す長座で座り、かかとがお尻の横にくるように片脚ずつ曲げ、割座になる。

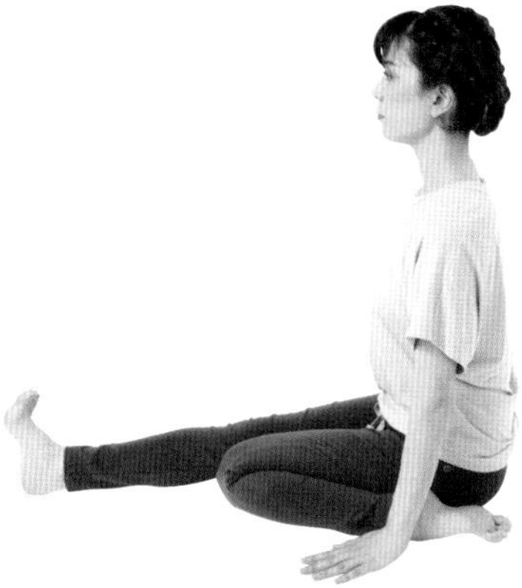

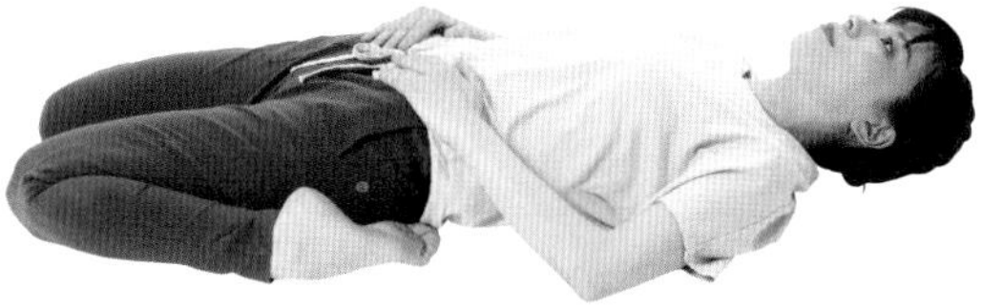

2

呼吸しながら上体を倒す

両肘を後ろについてゆっくり上体を倒す。完全に倒したら、ひと呼吸置く。太ももの前側が硬い人は背中が強く反りすぎてしまうため、膝を少し外側に開くか、上半身を肘で支えた状態でもOK。

3

頭の上で両腕を組む

両腕を頭方向に伸ばし、一方の手で反対側の肘をつかんで組む。5〜10呼吸キープする。できれば、腰の下の空間を埋めるように少しずつ腰を床側に落とす。

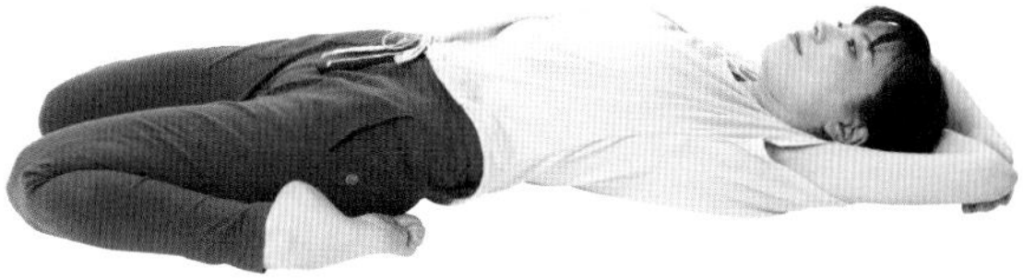

for beginner

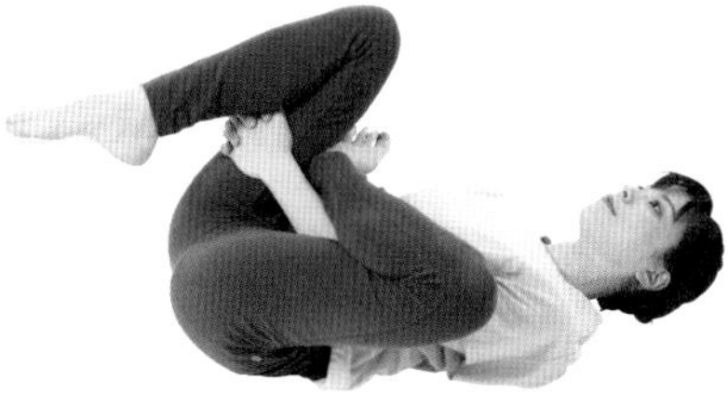

「仰向けの金剛座」のポーズを取ろうとすると腰が浮きすぎて辛いという人は、股関節やハムストリングスをストレッチして柔軟性を高めましょう。

1. 仰向けになり、両膝を立てる。左足の外くるぶしを右ももにのせて、左膝を開く。
2. 左脚のすねを両手で持ち、引き寄せる。腰が反らないように注意。肩甲骨を開いて背すじを伸ばし、10呼吸する。反対側も同様に。

合蹠《がっせき》のポーズ

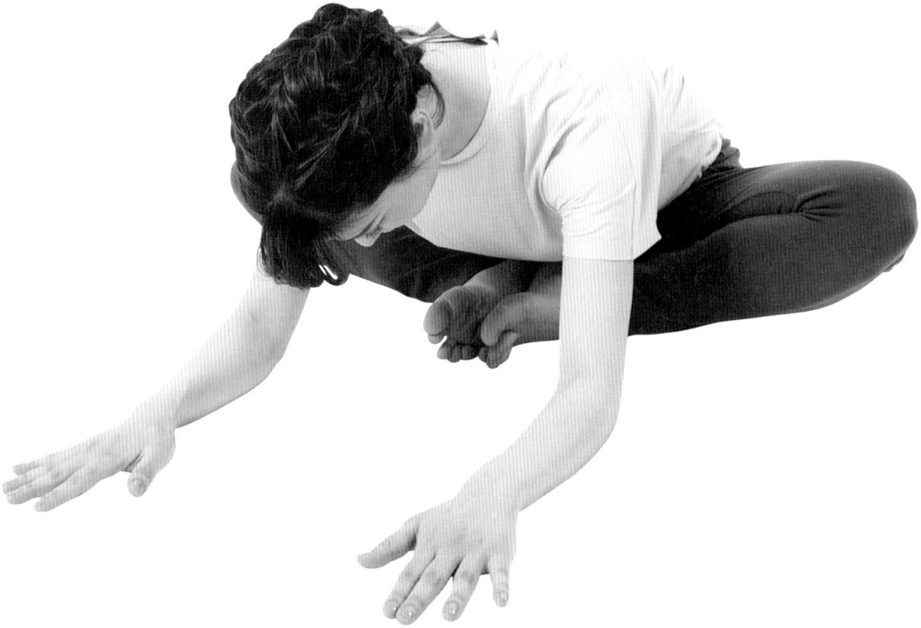

「合蹠」とは、「蹠（足の裏）」を合わせることを意味します。開脚とともに股関節にアプローチする代表的なポーズ。股関節を外側にねじるようにストレッチし、冷えの改善や月経の不調緩和や泌尿器系機能の調整といった効能が期待できます。辛い場合はお尻の下にクッションを敷くなどして、無理のない範囲で行いましょう。

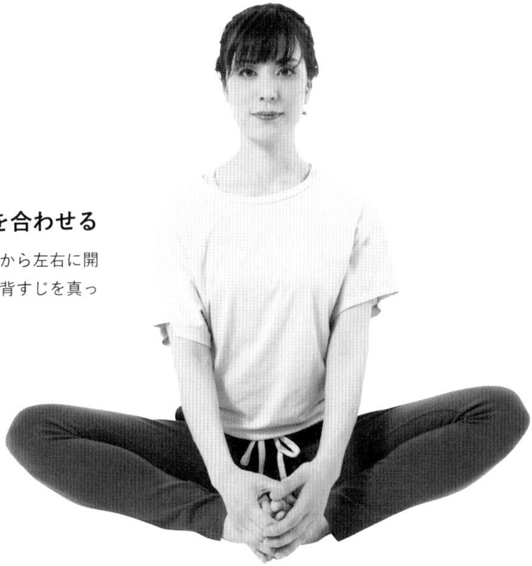

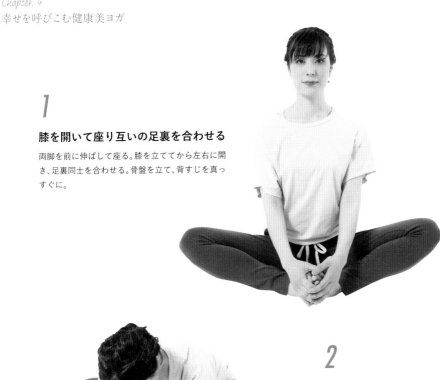

1

膝を開いて座り互いの足裏を合わせる

両脚を前に伸ばして座る。膝を立ててから左右に開き、足裏同士を合わせる。骨盤を立て、背すじを真っすぐに。

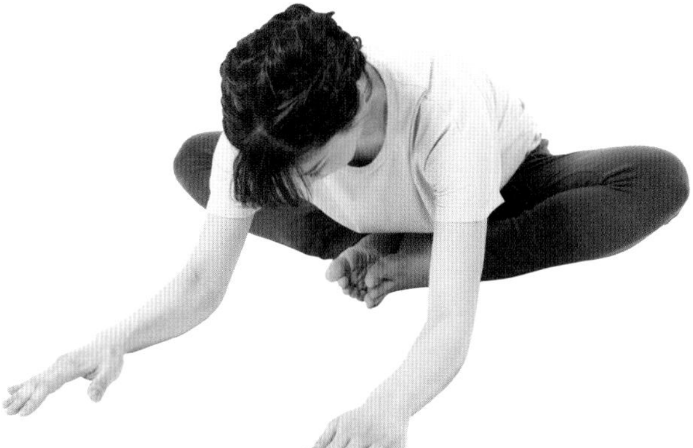

2

息を吐きながら上体を前に倒す

手を前に置き、前方へ滑らせるようにしながら上体を倒す。足の付け根から体を折り曲げるように。背すじは軽く折り曲げてOK。膝は外側に移動させるようなイメージで。辛くない位置に手を置き、5〜10呼吸キープ。

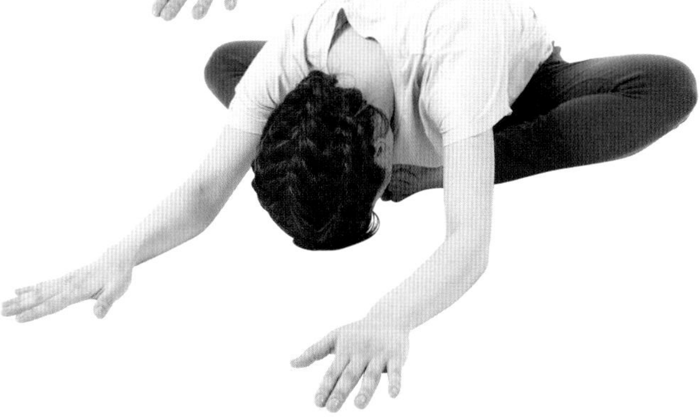

健康美ヨガ

Morning Menu

5
minutes

しなやかに体を目覚めさせる

血流を促すポーズを組み合わせたモーニングメニュー。
ゆっくりと体を温めて、一日を快活に過ごして。

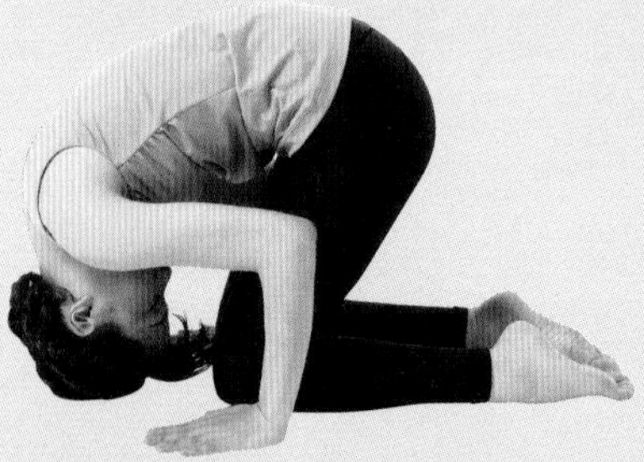

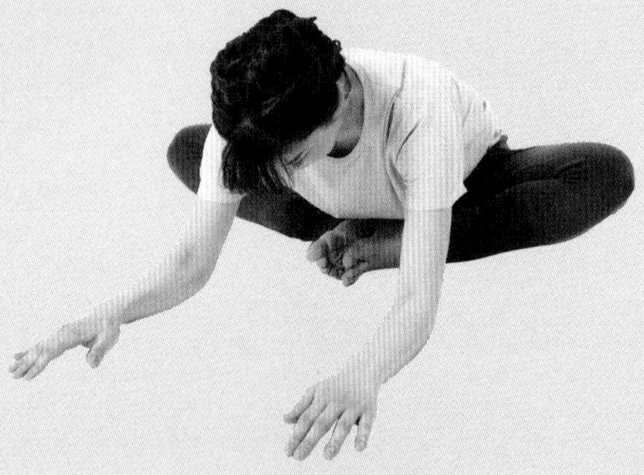

うさぎのポーズ

正座で座り、肩の真下に手を置き、体を丸める。額をつけて息を吸いながらお尻を持ち上げ、頭頂を床につける。5〜10呼吸キープ。

●P56[Chapter.2]参照

合蹠のポーズ

両脚を前に伸ばしてから膝を開いて互いの足裏を合わせる。息を吐きながら上体を前に倒し、5〜10呼吸キープ。長座で座りなおす。

●P104参照

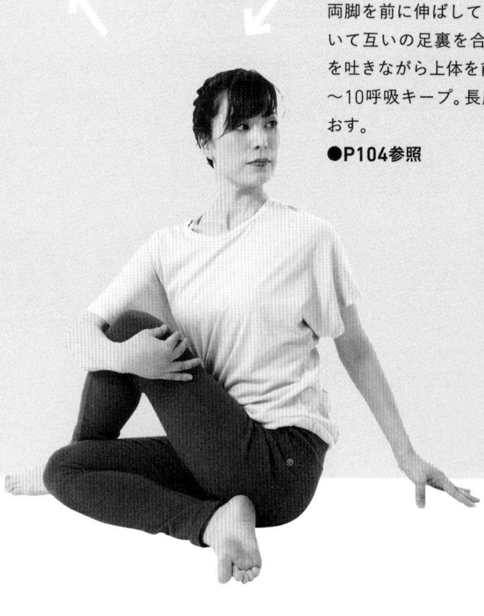

ねじりのポーズ

長座で左足を立て、次に右足の右に。左膝を右手で軽く抱えながら、上体を左にねじる。5〜10呼吸キープ。反対側も同様に。

●P92参照

体への負担が比較的少なく、初心者でも取り組みやすい「健康美ヨガ」は朝のひと運動としてヨガを習慣づけるのにぴったり。

5
minutes

イキイキと今日を始める

起き抜けに、寝っ転がったままできるメニュー。
下半身→上半身→全身と点火していくイメージで。

仰向けの金剛座

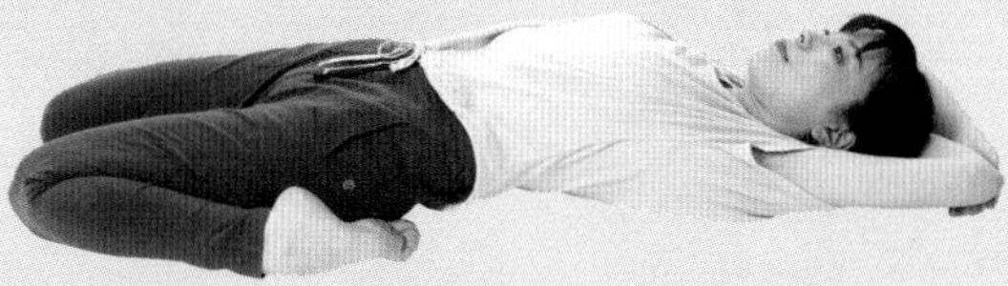

長座から割座で座り、両肘をついて上体を倒す。倒しきったら頭の上で両腕を組む。5〜10呼吸キープ。

●P102参照

↓

魚のポーズ

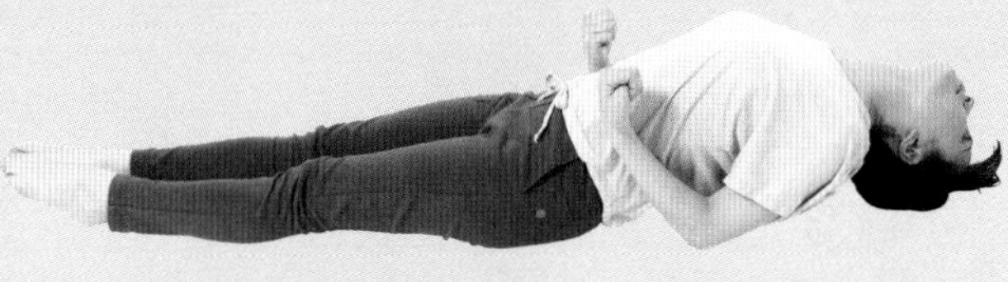

仰向けになる。両手でこぶしを握り、両肘を曲げて床を押しながら胸を突き出し、上体を持ち上げる。頭頂あたりを床につけ、5〜10呼吸キープ。

●P98参照

↓

ハッピー
ベイビーポーズ

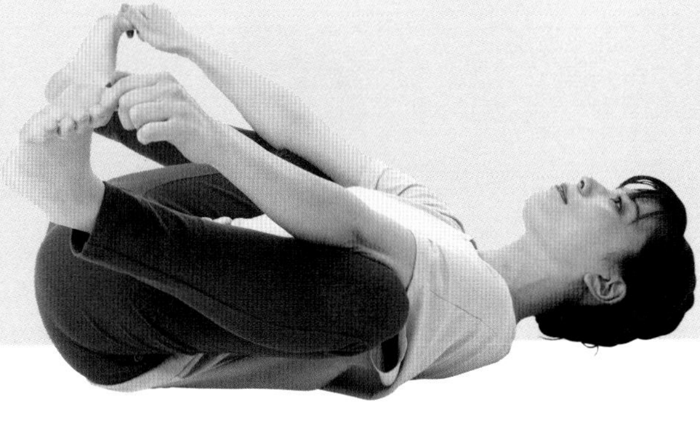

仰向けになって両膝を曲げ、両手でそれぞれの足の親指を内側からつかみ、膝を開く。5〜10呼吸キープ。

●P100参照

[健康美ヨガ]

Day Time Menu

5 minutes

心身をのびやかな状態に

体の土台である骨盤を中心に、血行を促進。
しっかりパワーチャージして、エネルギッシュに。

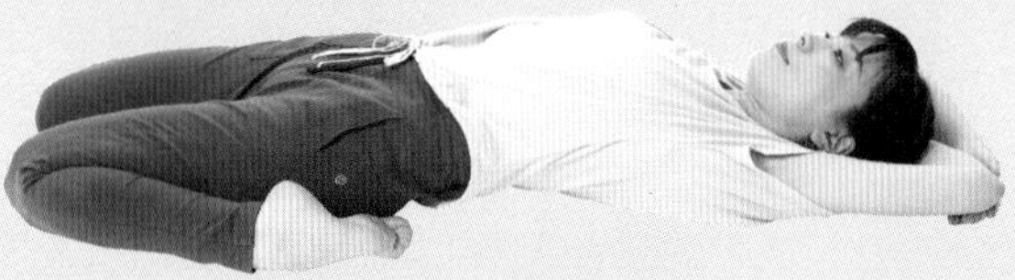

仰向けの金剛座

長座から割座で座り、両肘をついて上体を倒す。倒しきったら頭の上で両腕を組む。5〜10呼吸キープ。

●P102参照

↓

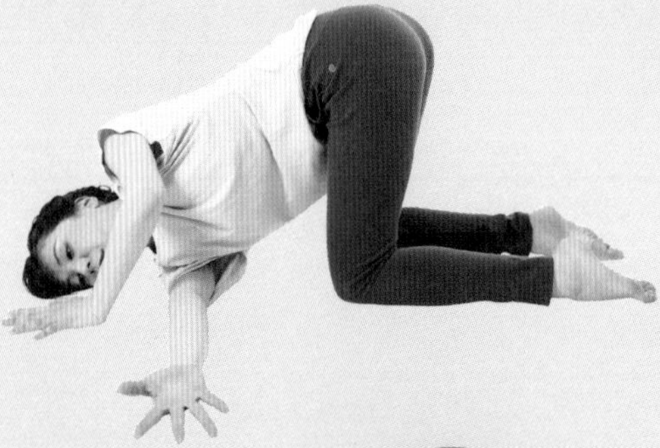

針の糸通しのポーズ

四つんばいになり、手のひらを上にして右手を床に置く。右手を肩がつくまで左の伸ばす。左手を天井方向に上げ、顔も左に。5〜10呼吸キープし、反対側も同様に。

●P94参照

↓

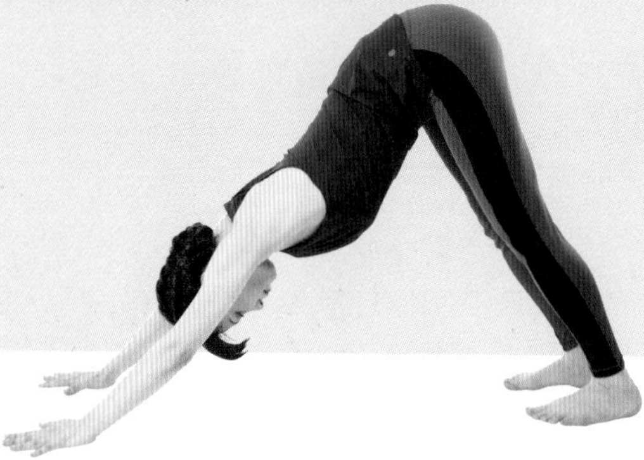

ダウンドッグのポーズ

四つんばいから背すじを伸ばしたままお尻を高く引き上げる。余裕があればかかとを床につける。

●P82[Chapter.3]参照

仕事や家事に忙しい日中は、知らず知らずのうちに体が緊張した状態に。
体をほぐし、血流を促すヨガメニューと取り入れることで、集中力もアップ。

3
minutes

座ったままできるねじりのポーズ

上体をねじる動きは、お腹まわり全体に働きかけて
消化を促し、よい姿勢もキープしやすくなります。

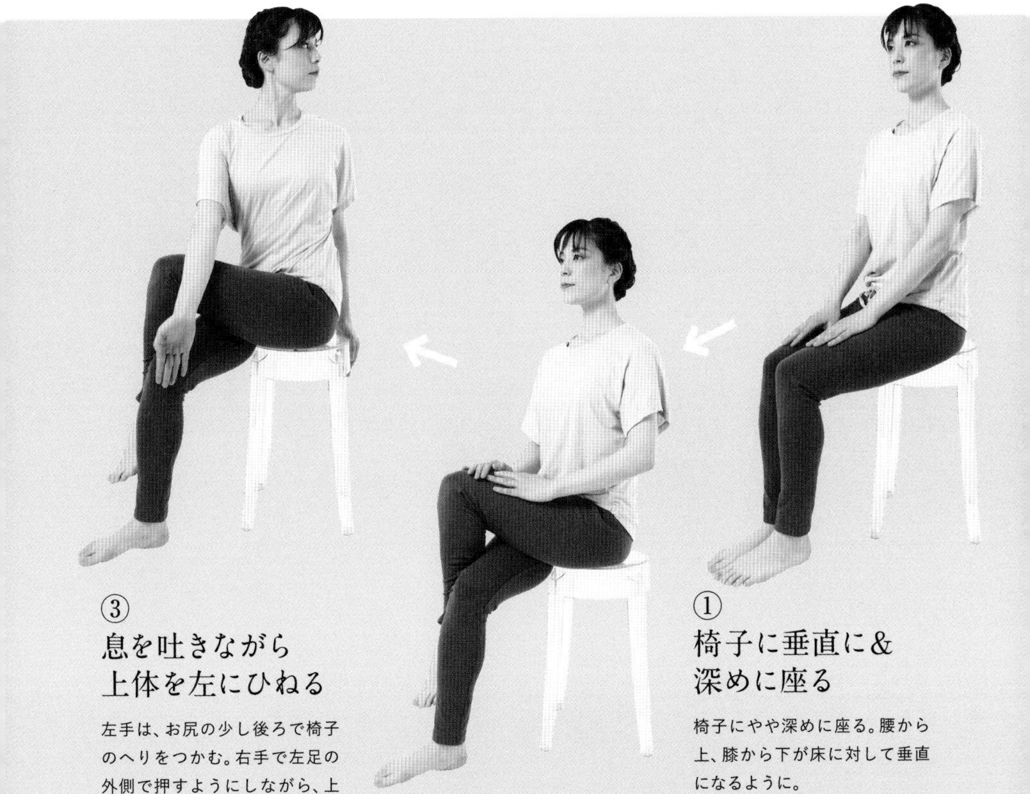

①
椅子に垂直に＆深めに座る

椅子にやや深めに座る。腰から上、膝から下が床に対して垂直になるように。

②
左足を右足にかける

左足を右足にかけ、いわゆる足を組んだ状態に。

③
息を吐きながら上体を左にひねる

左手は、お尻の少し後ろで椅子のへりをつかむ。右手で左足の外側で押すようにしながら、上体を左にねじる。5～10呼吸キープ。反対側も同様に。

[健康美ヨガ]

Night Menu

5 minutes

体と心をときほぐす

ねじりの動きで、体の表と裏の両面から血流を促進。
ハッピーベイビーポーズで全身によい気を巡らせて。

針の糸通しのポーズ

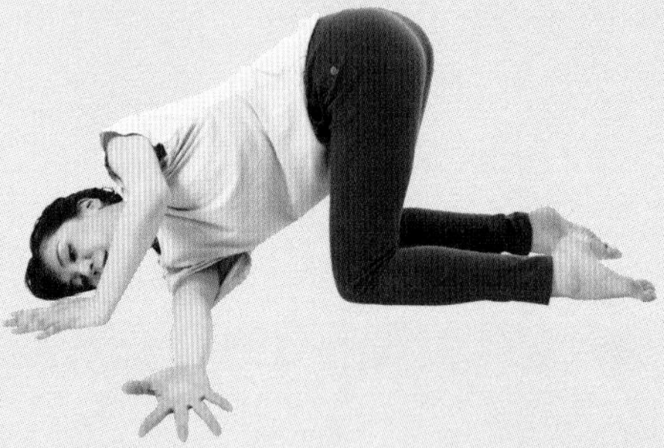

四つんばいになり、手のひらを上にして右手を床に置く。右手を肩がつくまで左の伸ばす。左手を天井方向に上げ、顔も左に。5〜10呼吸キープし、反対側も同様に。

●P94参照

↓

ワニのポーズ

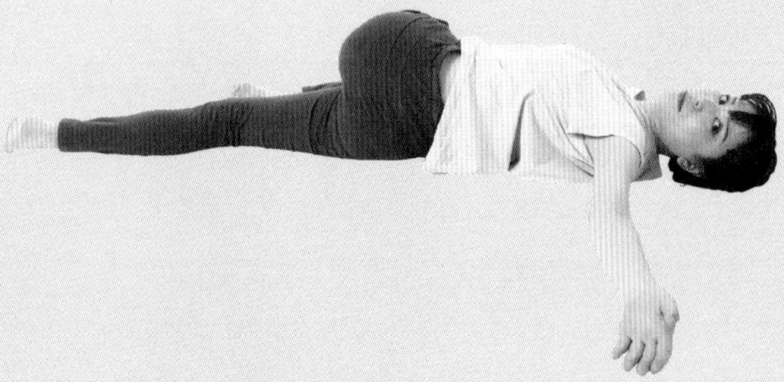

右側を下にして横になり、左膝を曲げる。左手を上に伸ばし、上体を左にねじる。左手を床につけ、顔も軽く左を向いて1分ほど深呼吸しながらリラックス。反対側も同様に。

●P96参照

↓

ハッピーベイビーポーズ

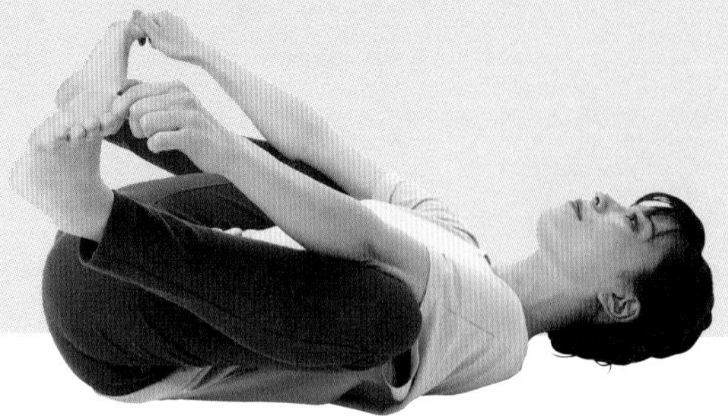

仰向けになって両膝を曲げ、両手でそれぞれの足の親指を内側からつかみ、膝を開く。5〜10呼吸キープ。

●P100参照

健康は、一度失ってしまうとお金で買い戻すことができないもの。
一日の終わりのケアを心がけ、疲れやストレスをためにくい体を作りましょう。

5
minutes

明日の活力を養う

前屈→左右の体側→後屈と全方向に体を伸ばして
緊張をゆるめ、明日に疲れを持ち越さないメニュー。

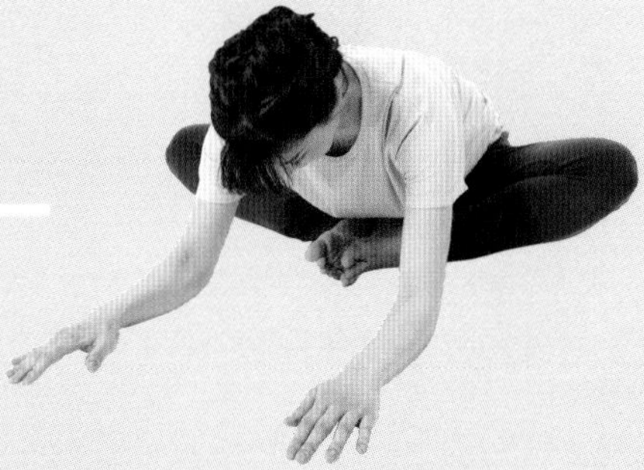

合蹠のポーズ

膝を開いて座り、互いの足裏を合わせる。手を少しずつ前に伸ばし、辛くない位置で5～10呼吸キープ。

●P104参照

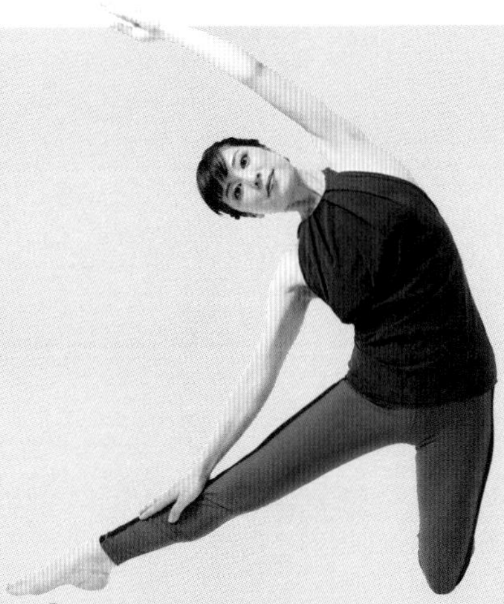

かんぬきのポーズ

膝立ちになって右脚を前に出し、90°横に開いてから膝を伸ばす。左手を上げて上体を右に倒して5～10呼吸キープ。反対側も同様に。

●P74[Chapter.3]参照

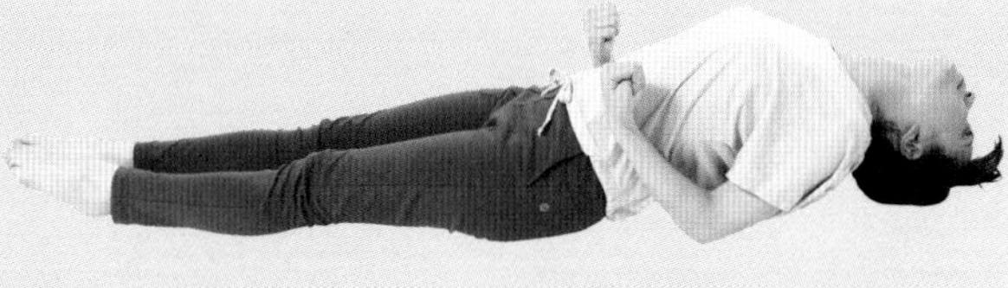

魚のポーズ

仰向けになる。両手でこぶしを握り、両肘を曲げて床を押しながら胸を突き出し、上体を持ち上げる。頭頂あたりを床につけ、5～10呼吸キープ。

●P98参照

九星別
風水ヨガメニュー

Feng Shui Yoga Menu by Nine Zodiac Signs

風水では、世の中に存在するあらゆるものを九星別に分けられると考えられています。人の体もそのひとつ。ボディパーツを九星に当てはめ、生まれ持った健康運や体の弱点を知ることができるのです。九星別の弱点をカバーするヨガポーズを覚えて、日ごろからケアを心がけて。

一白水星

一白水星の体に関わる象意(象徴)は、腎臓・膀胱・子宮・体のあらゆる穴など。もともと体が強くない傾向があるので、冷え対策は万全に。

前屈

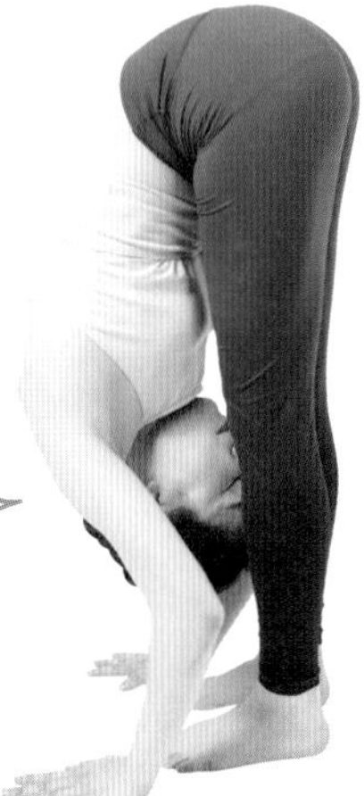

骨盤を立てて真っすぐに立ち、脚の付け根から上体を倒す。手が床につけられる場合は、無理のない高さまででOK。5〜10呼吸キープ。

頭を逆さにすることで、全身の血流が促進されます。血の巡りをよくして、冷えにくい体に。

ハトのポーズ

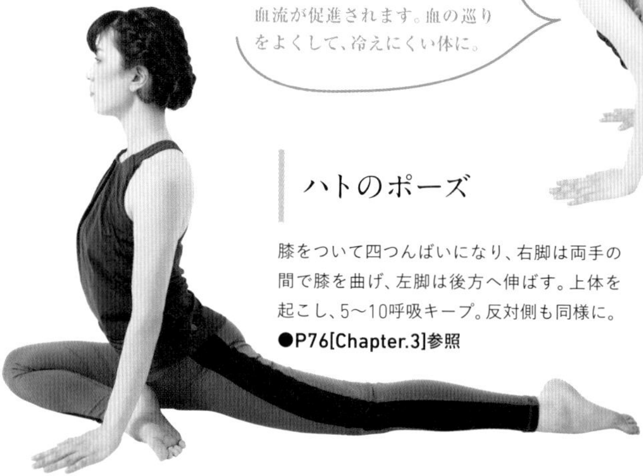

全身の血流を促し、むくみを解消してくれるポーズです。体幹を鍛えて、体力アップ。

膝をついて四つんばいになり、右脚は両手の間で膝を曲げ、左脚は後方へ伸ばす。上体を起こし、5〜10呼吸キープ。反対側も同様に。

●P76[Chapter.3]参照

二黒土星

二黒土星の体に関わる象意は、胃腸、卵巣など。食が細く、貧血気味で疲れやすい傾向が。胃腸がウィークポイントなので、暴飲暴食は避けて。

背骨をしっかり動かせるこのポーズは、胃腸を支える腹部のインナーマッスルにも効果的。

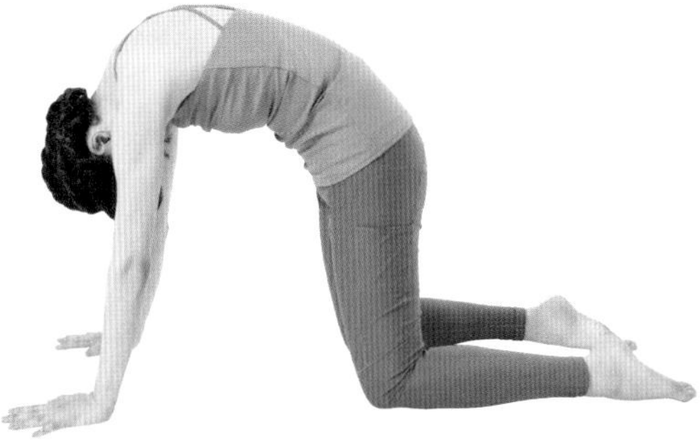

ネコのポーズ

四つんばいになり、息をゆっくり吸いながら背中を丸め、吐きながら軽く反らせる。

●P32[Chapter.1]参照

金剛坐

いわゆる正座。背すじを伸ばし、ゆったりと深呼吸しながら30秒～1分キープ。

猫背は内臓の不調につながるといわれています。このポーズを正しく行い、背骨を整えて。

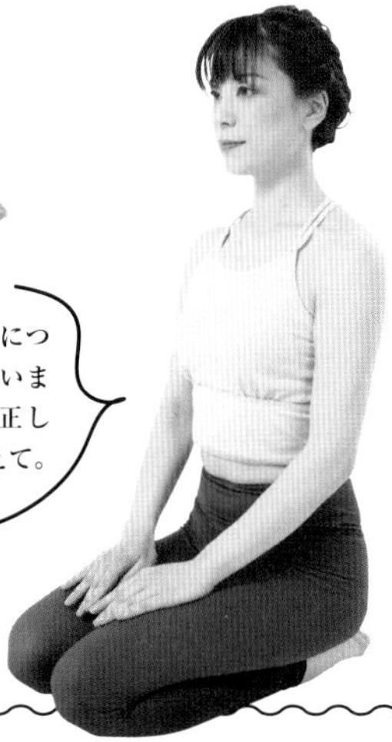

三碧木星

三碧木星の体に関わる象意は、肝臓、のど、足など。生まれつき健康運に恵まれ、バイタリティにあふれる人が多いものの、メンタル面には注意。

とくに股関節や仙腸関節といった骨盤周りの筋肉をほぐし、下腹部の臓器の動きを活性化。

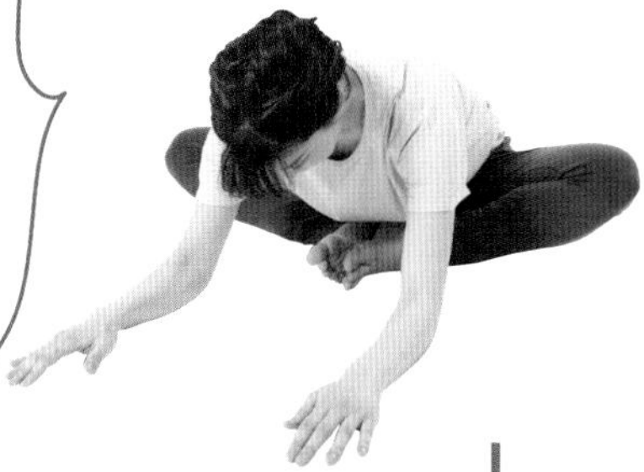

合蹠のポーズ

膝を開いて座り、互いの足裏を合わせる。手を少しずつ前に伸ばし、辛くない位置で5～10呼吸キープ。

●P104[Chapter.4]参照

四肢で支える杖のポーズ

四つんばいになり、手を少し前に出して膝を持ち上げる。背すじは真っすぐに保ち、肘を90°ほどまで曲げる。5～10呼吸キープ。

体幹を強化し、腹部に働きかけます。かなりキツいので、慣れてからトライしてみて。

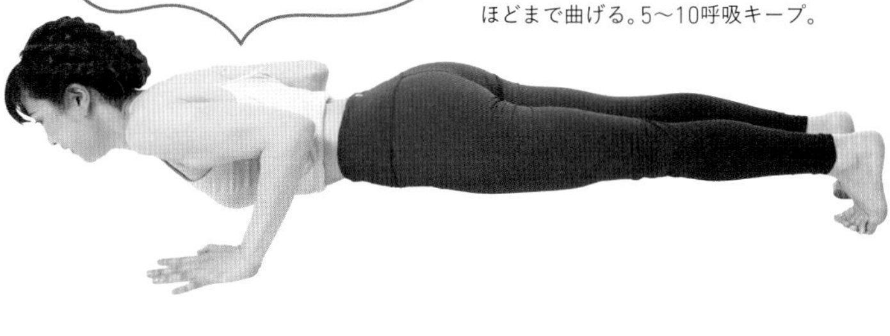

四緑木星

四緑木星の体に関わる象意は、腸全般、呼吸器全般、神経、筋肉など。見た目より丈夫な体質である傾向が。女性は更年期障害に悩まされる人も。

ワシのポーズ

直立して両膝を曲げ、右脚を左脚の太ももにのせる。両手を前に伸ばしてクロスさせ、両肘を曲げる。右の足先を左脚に絡め、5〜10呼吸キープ。反対側も同様に。

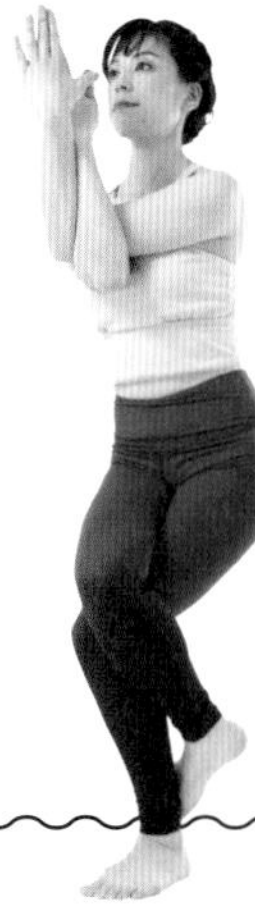

肩甲骨を広げ、肩まわりがストレッチされるので、呼吸が深まります。

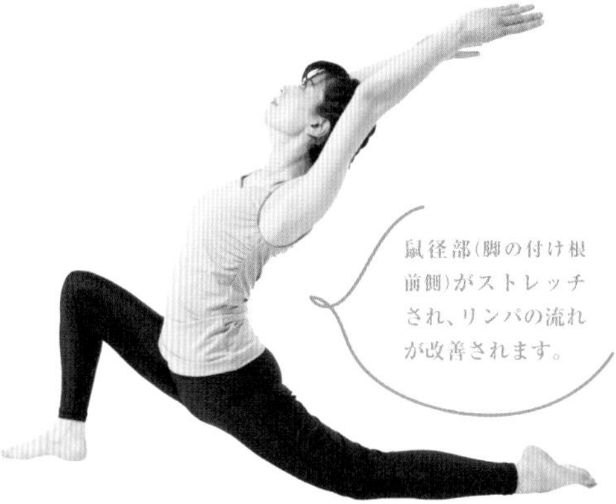

鼠径部(脚の付け根前側)がストレッチされ、リンパの流れが改善されます。

三日月のポーズ

右足を大きく前に踏み出し、左脚は後ろに伸ばす。息を吸いながら上体を起こし、万歳した状態で5〜10呼吸キープ。

●P58[Chapter.2]参照

五黄土星

五黄土星の体に関わる象意は、大腸、腹部の病気など。かなり丈夫な健康体を生まれ持っている人が多いのも特徴。健康を過信しないことが大切。

こりや緊張をほぐす効果の高いポーズ。血行がよくなり、デトックス効果も見こめます。

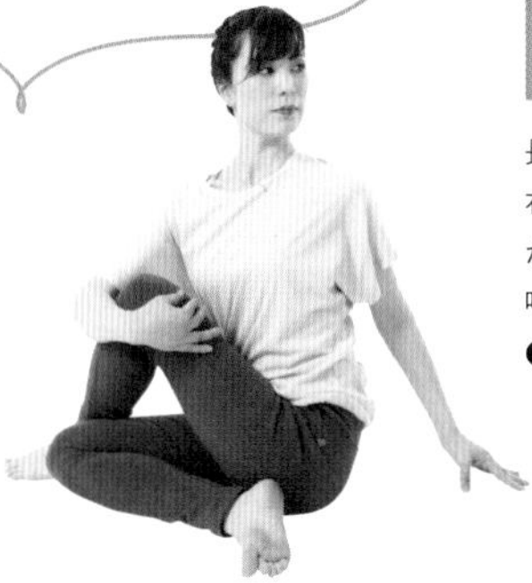

ねじりのポーズ

長座で左足を立て、次に右足の右に。左膝を右手で軽く抱えながら、上体を左にねじる。5〜10呼吸キープ。反対側も同様に。

●P92[Chapter.4]参照

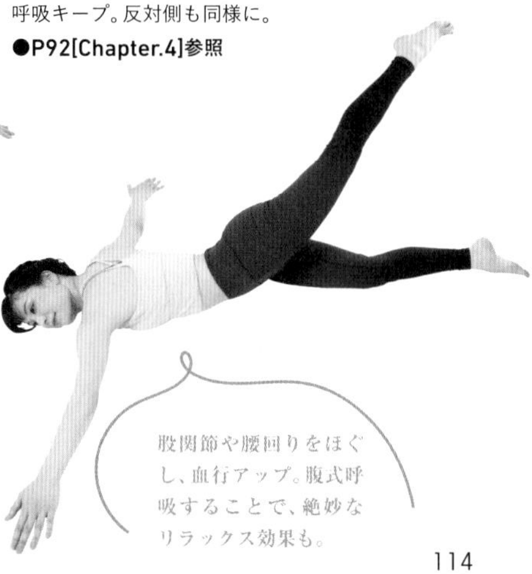

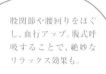

うつぶせのワニのポーズ

うつぶせになり、腰幅程度に足を開く。左脚を脚の付け根から持ち上げ、ねじるように右に伸ばす。両手を左右に伸ばし、顔を左に向け、5〜10呼吸キープ。反対側も同様に。

股関節や腰回りをほぐし、血行アップ。腹式呼吸することで、絶妙なリラックス効果も。

六白金星

六白金星の体に関わる象意は、脳、肋骨、血圧など。無理をしすぎる傾向があるので、過労には気を付けたいもの。自律神経の乱れにもご注意を。

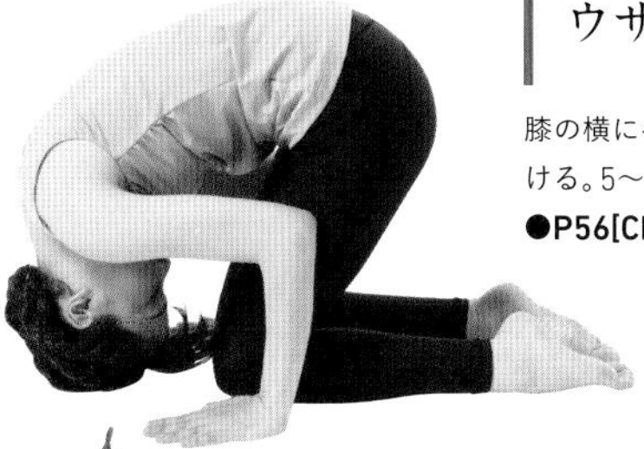

ウサギのポーズ

膝の横に手をついてお尻を上げ、頭頂を床につける。5〜10呼吸キープする。

●P56[Chapter.2]参照

お腹全体がストレッチされ、腸内環境を整える効果が期待されます。便秘解消にも。

頭頂のツボが刺激され、脳が活性化！ 自律神経が整い、ストレス解消効果も期待できます。

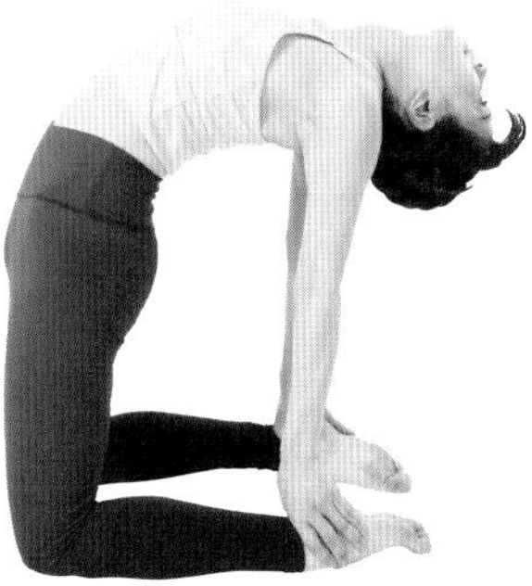

ラクダのポーズ

膝立ちになり、膝を腰幅程度に開く。つま先を立て、両手をお尻にあてる。息を吐きながら、お尻を押すようにしながら上体を後ろに倒す。5〜10呼吸キープ。

七赤金星

七赤金星の体に関わる象意は、口、のど、肺など。長寿の人が多い星。感受性が強く、気を使いすぎてストレスをためがち。こまめに息抜きを。

肩や背中のこりが解消され、呼吸器を支える背筋を強化できるポーズです。

コブラのポーズ

両腕を少しずつ前に進め、額かあごを床につけて深く5〜10呼吸する。

●P38[Chapter.1]参照

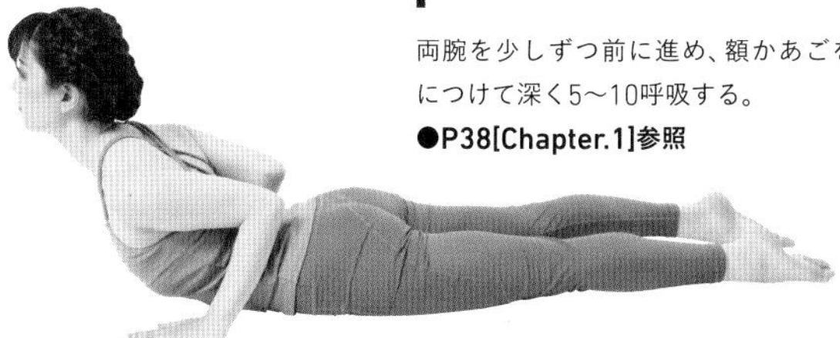

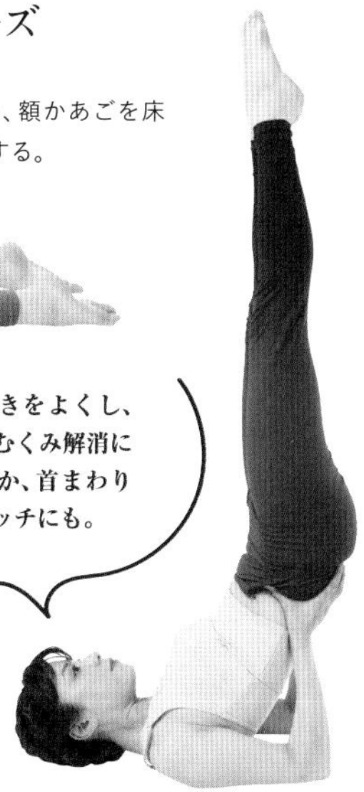

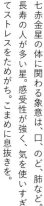

内臓の動きをよくし、下半身のむくみ解消に役立つほか、首まわりのストレッチにも。

肩立ちのポーズ

仰向けになり、両膝を立てる。手で床を押しながら、両脚を揃えて持ち上げる。両手をそえながら腰を上げ、足を天井方向に真っすぐ伸ばす。5〜10呼吸キープ。

八白土星

八白土星の体に関わる象意は、鼻、耳、筋肉、体のでっぱり部分など。バランスの取れた食事と適度な運動を心がければ、長生きする傾向が。

股関節を柔軟にし、ふだん意識しづらい太ももの内側の筋肉にもアプローチできます。

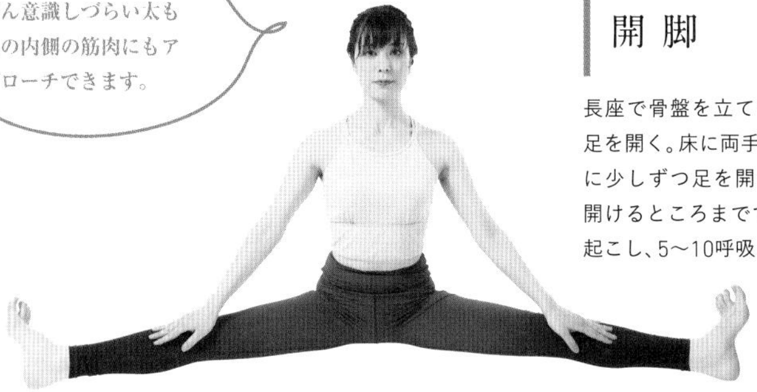

開脚

長座で骨盤を立てて座り、少し足を開く。床に両手をつき、左右に少しずつ足を開く。心地よく開けるところまででOK。上体を起こし、5〜10呼吸キープ。

背骨と肩をストレッチし、その周辺の筋肉をほぐすことができます。肩こりにも効果的。

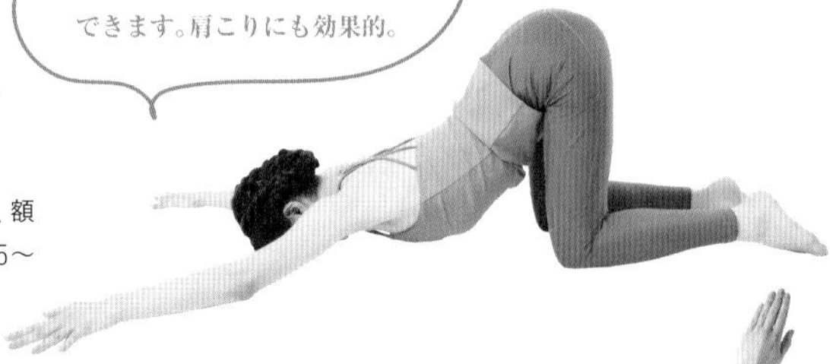

子犬伸ばしのポーズ

両腕を少しずつ前に進め、額かあごを床につけて深く5〜10呼吸する。

●P36[Chapter.1]参照

九紫火星

九紫火星の体に関わる象意は、頭、目、心臓など。本来は丈夫ですが、ストレスをためやすい頭脳労働派が多い傾向。心臓や目の病気にも注意。

股関節を柔軟にし、下半身を引き締めます。ホルモンバランスを整える効果も。

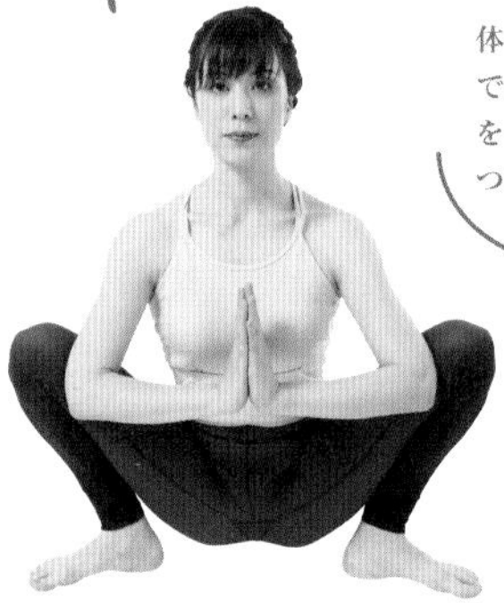

花輪のポーズ

足を腰幅程度に開いて立ち、足先を少し開く。股関節から上体を倒して床に手をつき、しゃがむ。胸の前で合掌し、両肘と両膝を押し合うように。5〜10呼吸キープ。

体を大きく動かすので、内臓にもよい影響を与え、全身の強化につながります。

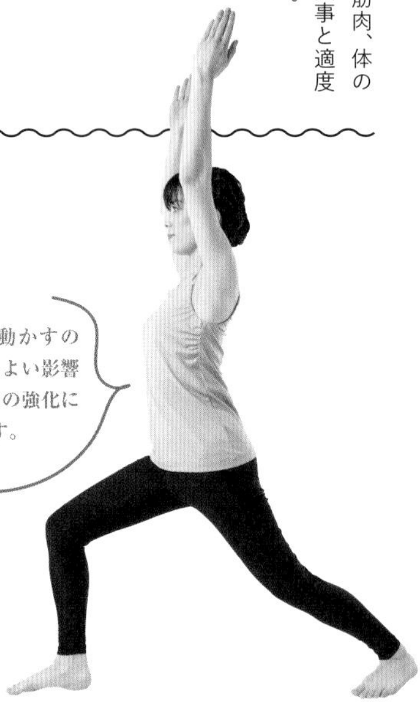

英雄のポーズ1

真っすぐに立ち、右脚を一歩踏み出して両腕を上げる。5〜10呼吸キープする。

●P48[Chapter.2]参照

四季の
風水ヨガメニュー

Feng Shui Yoga Menu by Nine Zodiac Signs

風水の五行の考え方に基づくと、それぞれの季節に起こる体調の変化を知ることができます。季節ごとにおすすめのヨガポーズをご紹介します。

春
Spring

四季とその間の季節「土用」それぞれに五臓をあてはめると、春は「肝」の季節。体のすみずみに気を行きわたらせる役割がある肝が弱ると血の巡りがとどこおり、肌や爪などのトラブルが発生することも。デトックスが促される季節でもあります。

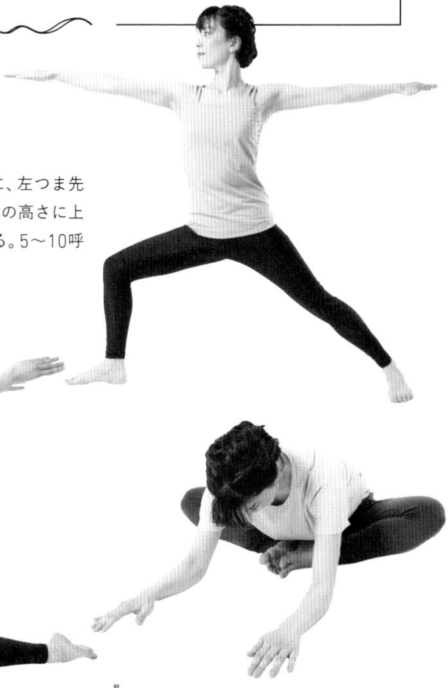

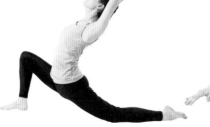

英雄のポーズ2

足を大きく開き、右つま先を右に、左つま先を少し内側にして立つ。両腕を肩の高さに上げ、息を吐きながら右膝を曲げる。5〜10呼吸キープ。反対側も同様に。

●P50[Chapter.2]参照

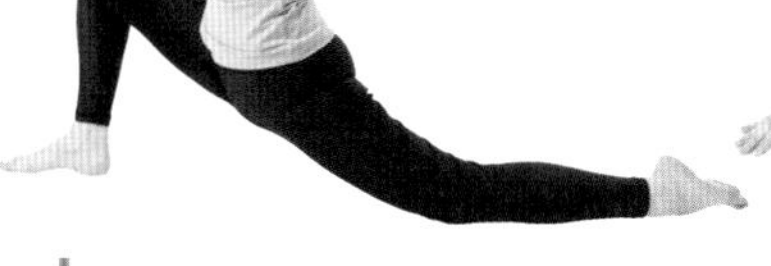

三日月のポーズ

右足を大きく前に踏み出し、左脚は後ろに伸ばす。息を吸いながら上体を起こし、万歳した状態で5〜10呼吸キープ。

●P58[Chapter.2]参照

合蹠のポーズ

膝を開いて座り、互いの足裏を合わせる。手を少しずつ前に伸ばし、辛くない位置で5〜10呼吸キープ。

●P104[Chapter.4]参照

夏
Summer

夏は「心」の季節。五臓を調和させてまとめる、生命にもっとも重要なのが「心」で、とくに血行アップを心がけたい季節です。なお、それぞれの季節の間に年4回訪れる土用は「脾」の季節です。「脾」が弱まると消化器系のトラブルを招くおそれが。

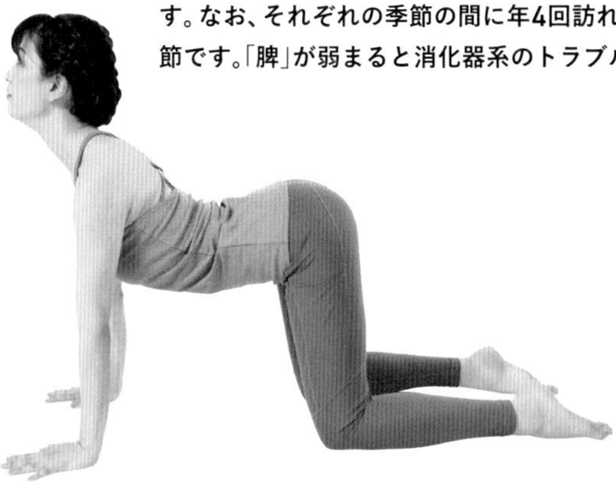

ネコのポーズ

四つんばいになり、息をゆっくり吸いながら背中を丸め、吐きながら軽く反らせる。

●P32[Chapter.1]参照

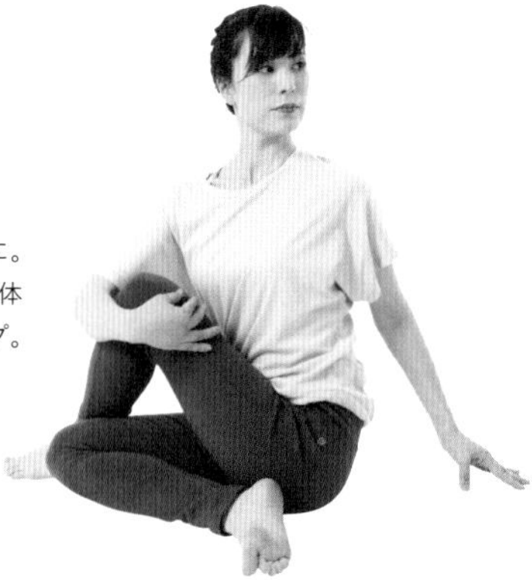

ねじりのポーズ

左に横座りし、左足を右足の右に。左膝を右手で軽く抱えながら、上体を左にねじる。5〜10呼吸キープ。反対側も同様に。

●P92[Chapter.4]参照

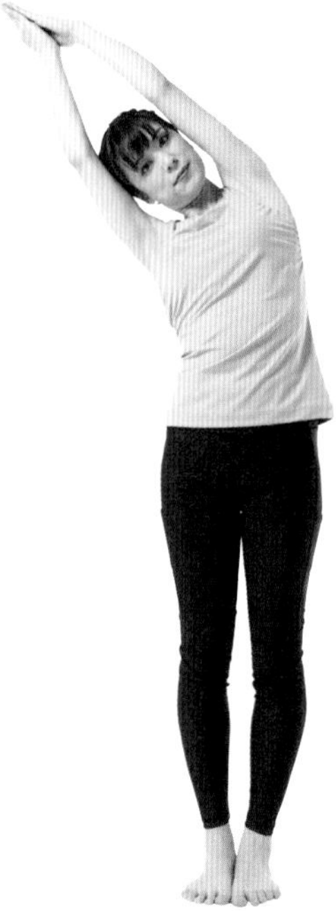

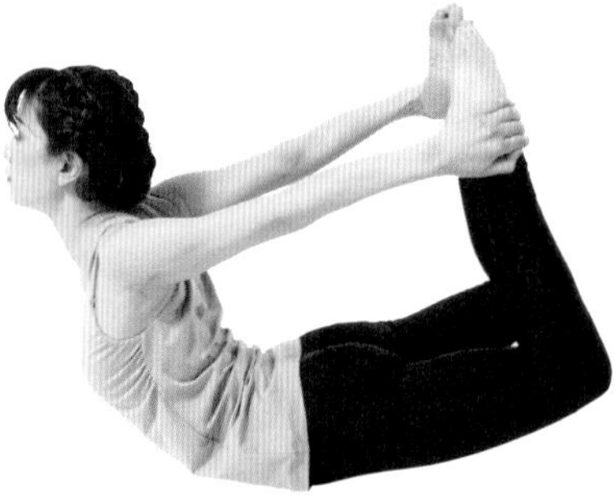

月のポーズ

真っすぐに立ち、息を吐きながら上体を右に傾ける。5〜10呼吸キープし、反対側も同様に。

●P60[Chapter.2]参照

弓のポーズ

両手で両足首を外側から握り、上半身と膝を持ち上げる。5〜10呼吸キープ。

●P52[Chapter.2]参照

秋
Autumn

秋は呼吸をつかさどる「肺」の季節。しっかりと呼吸を深め、新鮮な空気を胸いっぱいに吸いこめる体づくりをするのが大切。この季節に風邪をひきやすい人は、「肺」が弱まっているサインかも。胸を大きく開くヨガポーズでケアするようにしてみましょう。

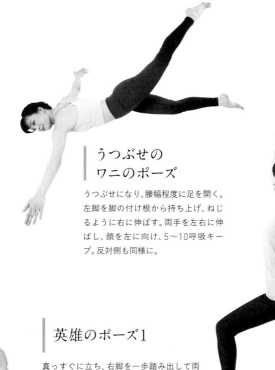

ハトのポーズ

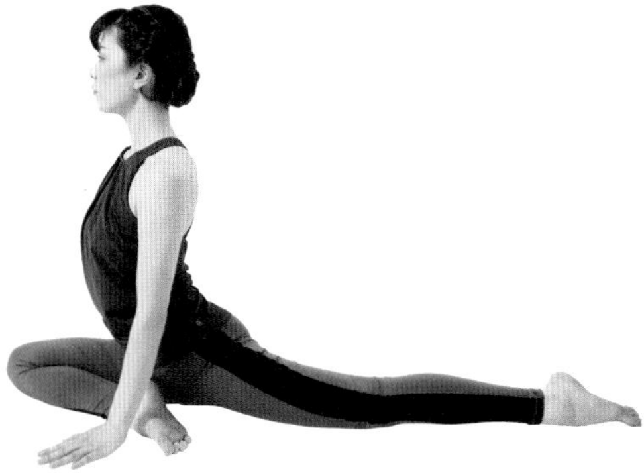

四つんばいになり、右脚は両手の間で膝を曲げ、左脚は後方へ伸ばす。上体を起こし、5〜10呼吸キープ。反対側も同様に。

●P76[Chapter.3]参照

コブラのポーズ

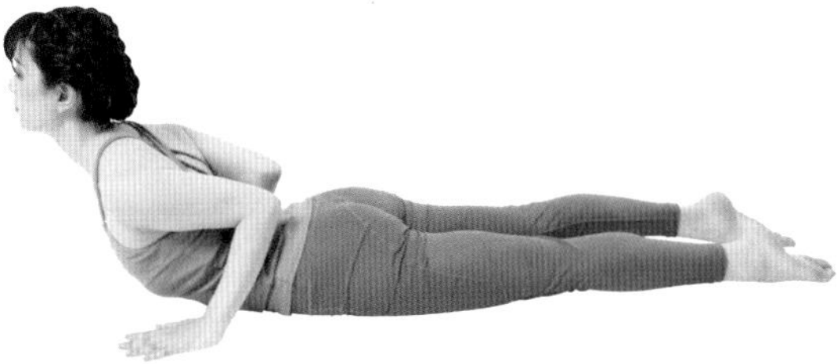

両腕を少しずつ前に進め、額かあごを床につけて深く5〜10呼吸する。

●P38[Chapter.1]参照

うつぶせの
ワニのポーズ

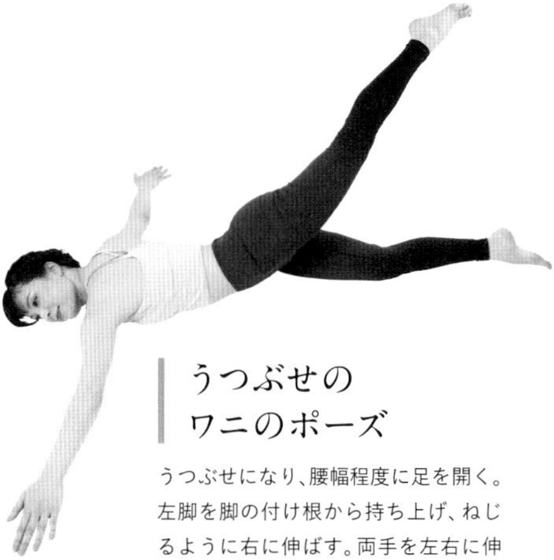

うつぶせになり、腰幅程度に足を開く。左脚を脚の付け根から持ち上げ、ねじるように右に伸ばす。両手を左右に伸ばし、顔を左に向け、5〜10呼吸キープ。反対側も同様に。

英雄のポーズ1

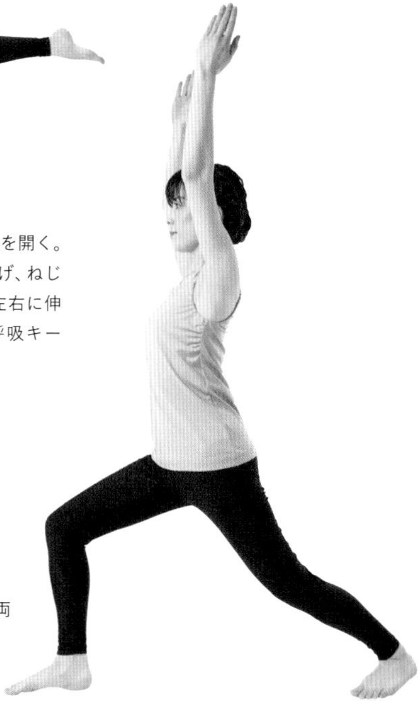

真っすぐに立ち、右脚を一歩踏み出して両腕を上げる。5〜10呼吸キープする。

●P48[Chapter.2]参照

冬
Winter

冬は、エネルギーをためる「腎」の季節。全身の水分代謝を行う役割も持っていて、体を冷やさないように心がけるようにしましょう。冷え対策や、少ない日照時間でも日の光を浴びて。「腎」を支える足腰を鍛えておくこともこのシーズンにおすすめ。

ダウンドッグのポーズ

四つんばいから背すじを伸ばしたままお尻を高く引き上げる。余裕があればかかとを床につける。

●P82［Chapter.3］参照

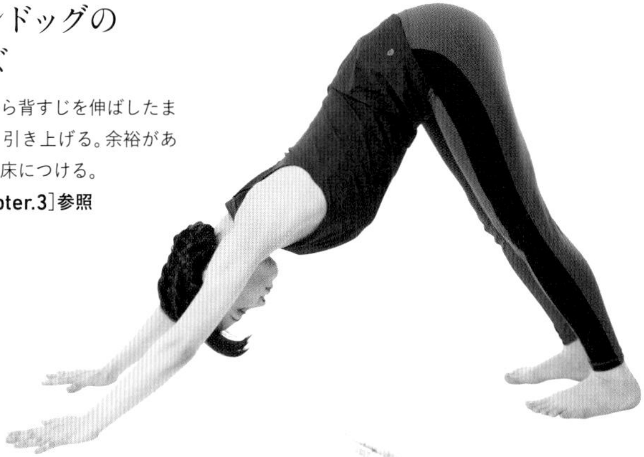

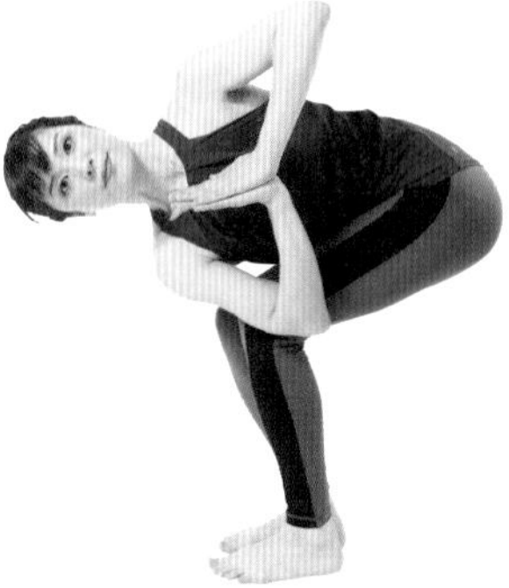

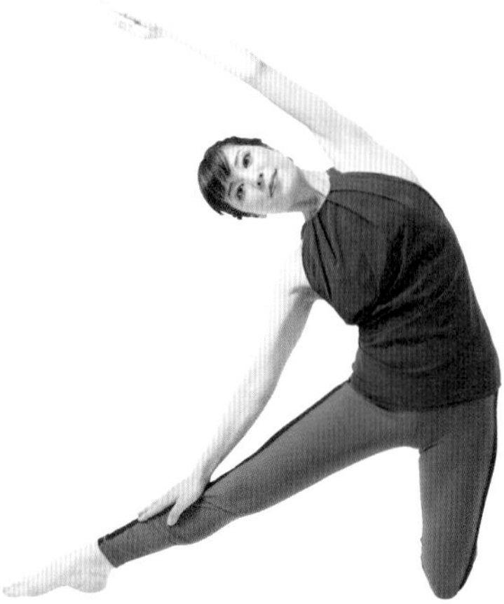

腰かけねじりのポーズ

胸の前で合掌し、上体を深く左にねじり、右肘を左腿の外側にひっかける。5〜10呼吸ほどキープ。反対側も同様に。

●P73［Chapter.3］参照

かんぬきのポーズ

膝立ちになって右脚を前に出し、90°横に開いてから膝を伸ばす。左手を上げて上体を右に倒して5〜10呼吸キープ。反対側も同様に。

●P74［Chapter.3］参照

針の糸通しのポーズ

四つんばいから、右腕を横に伸ばす。左腕は腰に回して上体を軽くねじり、5〜10呼吸キープ。反対側も同様に。

●P94［chapter.4］参照

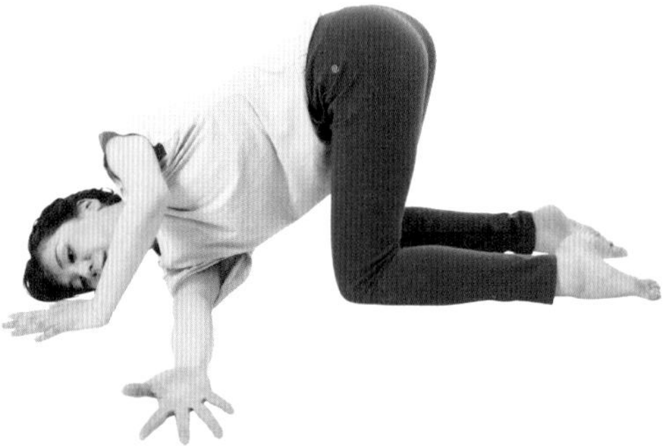

幸運の玄関

美顔エクササイズ

昔から「笑う門には福来る」といわれるように、笑顔は幸福を呼びこみます。顔には生き方や運勢がはっきりあらわれるので、幸せを招く笑顔の魅力をアップするケアを心がけて。

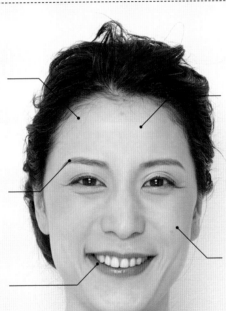

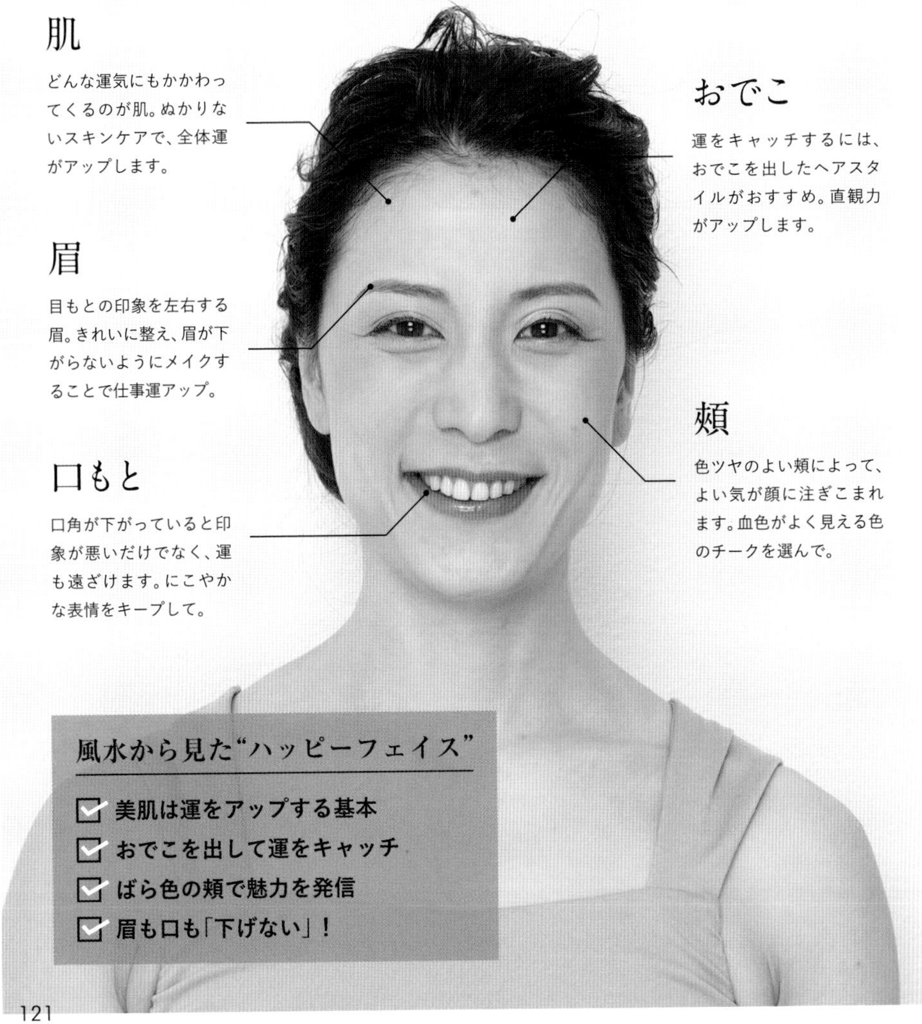

肌

どんな運気にもかかわってくるのが肌。ぬかりないスキンケアで、全体運がアップします。

おでこ

運をキャッチするには、おでこを出したヘアスタイルがおすすめ。直観力がアップします。

眉

目もとの印象を左右する眉。きれいに整え、眉が下がらないようにメイクすることで仕事運アップ。

頬

色ツヤのよい頬によって、よい気が顔に注ぎこまれます。血色がよく見える色のチークを選んで。

口もと

口角が下がっていると印象が悪いだけでなく、運も遠ざけます。にこやかな表情をキープして。

風水から見た“ハッピーフェイス”

- ✓ 美肌は運をアップする基本
- ✓ おでこを出して運をキャッチ
- ✓ ばら色の頬で魅力を発信
- ✓ 眉も口も「下げない」！

口の内側から
頬の筋肉にアプローチ

口を閉じたまま歯を上下に開き、口の中の空間を大きく開ける。舌を伸ばして、頬の内側にあて、押し付けるようにしながら上から下へグルグル、下から上へグルグルと、それぞれ5〜10回ほど回転させる。左右両方の肌に行う。

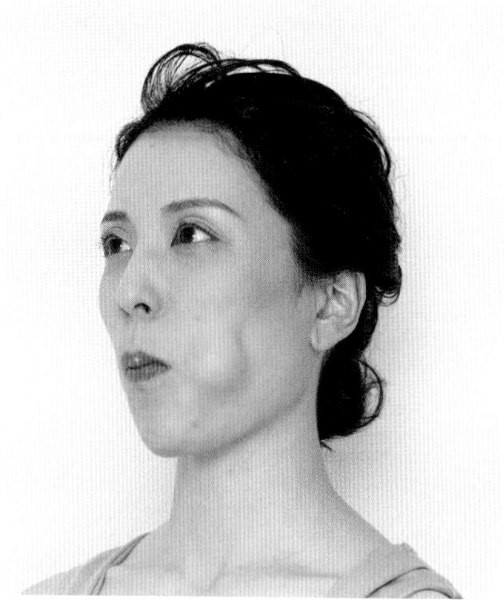

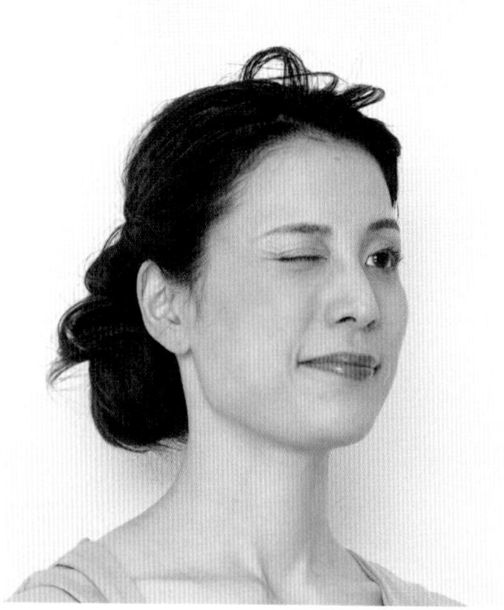

オーバーなウインクで
リフトアップ

口角をグッと上げるように、強めにウインクをした状態で10秒ほどキープ。反対側も同様に。左右1セットで、2〜3回行う。

気になるほうれい線をリカバリー

ほうれい線が深く刻まれてしまうと、年齢以上に年を取ったイメージに。スキンケアも大切ですが、ほうれい線の場合はとくに顔の筋力ダウンが影響します。見落としがちな顔の筋トレで、ほうれい線や下がり顔を食い止めて。

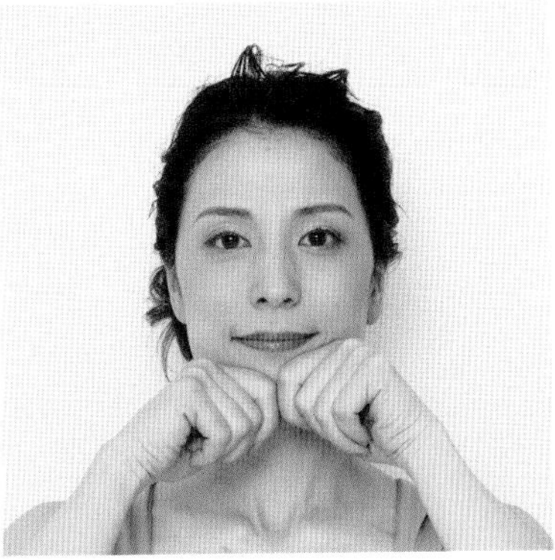

1 左右の指であご先を
ギュッとつまむ

バスタイムやスキンケア後など、肌への摩擦が少ない状態で行う。親指を下にして両手を軽く握り、あご先をやや強めにつまむ。

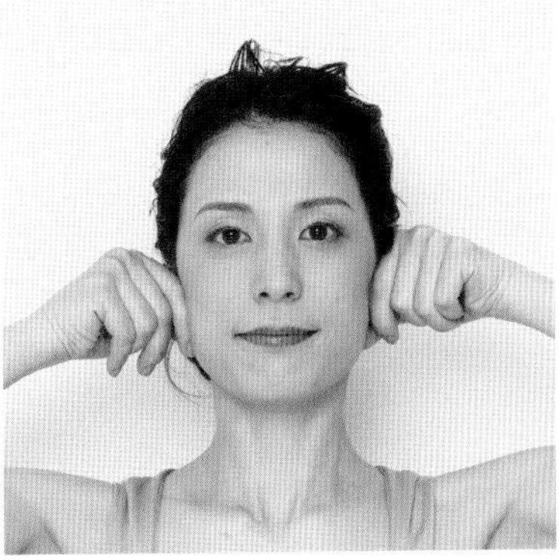

2 フェイスラインをつかみながら
上へ持ち上げる

指でフェイスラインをつまんだ状態のまま、耳の下まで持ち上げる。

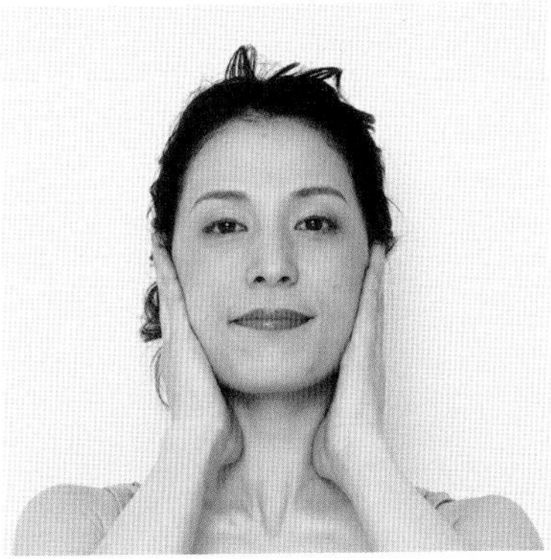

3 手を広げて
指先でこめかみをプッシュ

手を広げ、顔のサイド全体に手を添えるようにしながら指先でこめかみを押す。

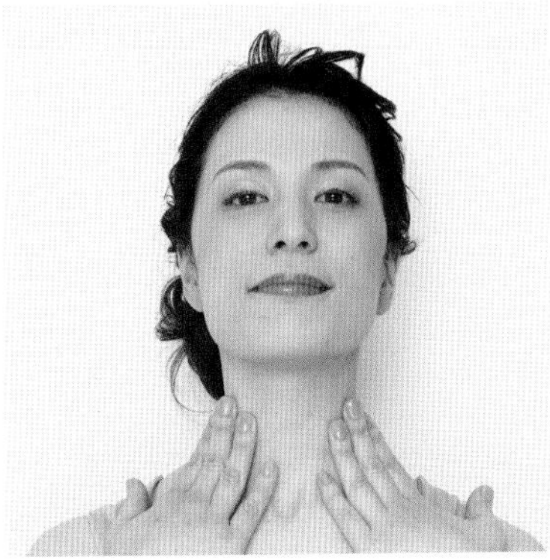

4 首のサイドを刺激しながら
リンパを下に流す

首のサイドを指先で軽く押しながら下ろし、鎖骨の上でサッと払うように手を離す。老廃物を押し流して、捨て去るようなイメージで。

たるみ肌に若々しいハリをプラス

肌と大きく関係しているのがリンパ。耳の下、あごの下、鎖骨にリンパのツボがあるので、下から上へ集め、老廃物を追い出すイメージで下に流すエクササイズでリンパの流れを改善しましょう。フェイスラインの引き締めにも効果的です。

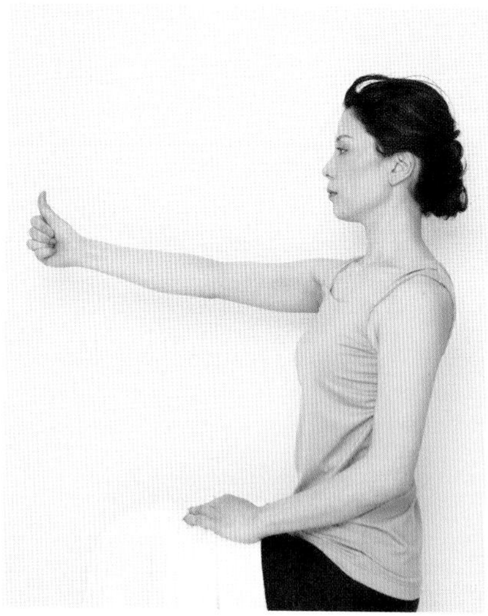

1 疲れ目を癒やす 目のヨガ、トラタク瞑想

安定した姿勢で座り、片手を前に伸ばす。親指を立て、深呼吸しながら、半眼でまばたきをせずに親指の先を10秒ほど見つめる。次に、親指より遠くの空間を同様に10秒ほど見つめる。再び親指に焦点を戻し、見つめたまま腕を曲げて鼻先に近づけ、そのまま同様に10秒ほど見つめる。これを3回ほど繰り返したら、最後に目をギュッと閉じる→パッと開くのを3〜5回繰り返す。

2 ゆっくり目をグルグル 目もとの筋肉をほぐす

目を軽く見開き、目を右回りに3回ほど、左回りに3回ほどグルグル動かす。目を閉じ、両手で目を覆って温めながらリラックス。トラタク瞑想とセットで行うと効果的。

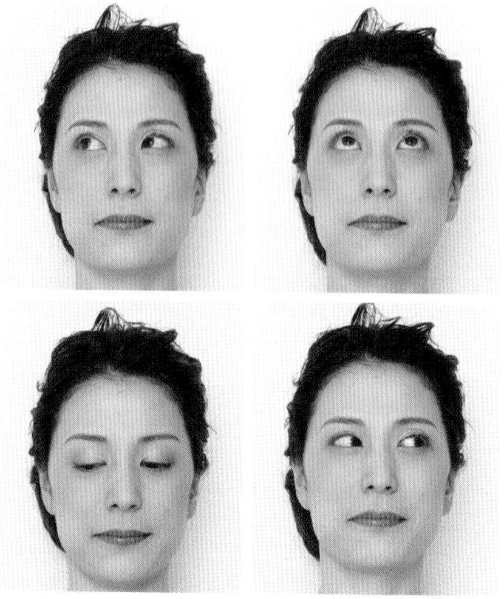

POINT LESSON

「トラタク」とは凝視すること。ただし、目に力を入れてしっかり焦点を合わせるというよりは、ぼんやりと見つめるイメージで行う。

どんより目もとをすっきり明るく

パソコンやスマホを見るのが日常化している人も多いはず。目を酷使することは頭痛などの症状のほか、印象がダウンする目の下のクマの原因にも。メイクでカバーするよりも、目もとの血行をアップするケアで根本から改善を目指して。

1 鎖骨をプッシュして上下に「うんうん」動かす

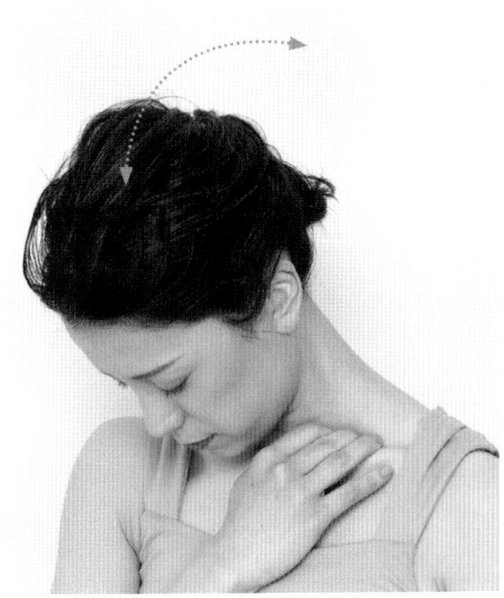

片手の人さし指から中指までを軽く揃える。揃えた指先で、反対側の鎖骨の内側にあるくぼみをやや強めに押す。押したまま、指を2cmほど左右にスライドさせる。鎖骨の中心から外側に、左右4か所ずつぐらいを目安に同様にほぐしていく。痛みやこりを強く感じた部分を再度押し、うなづくように首を小さく上下に5回動かす。

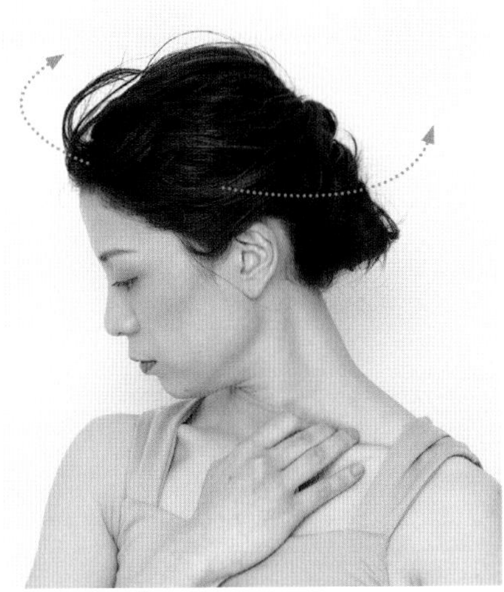

2 鎖骨をプッシュして左右に「いやいや」動かす

そのまま続けて、今度は小さく左右に5回首を振る。「うんうん」→「いやいや」を5回ずつ交互に2セット行う。ほかにも気になる部分があれば、指を移動させて同様に行う。

美デコルテケアで顔色もアップ

デコルテはリンパの通り道。リンパの流れがとどこおると顔や首もとがはれぼったくなり、顔の肌ツヤも悪く見えてしまいます。全身を流れるリンパが集まる重要スポットである鎖骨を中心にリンパの流れをよくして、健康的な顔色に。

Many thanks!

谷口 令先生から出版のお話しをいただいた日のことを、今でも鮮明に覚えています。思いがけないご提案に、とっさにお断りしてしまうほど驚きました。ヨガのインストラクターとして働きながら小学生男子を2人を育てる母でもある私には、本を出すなんて縁遠い世界のはなしのように思えたからです。

幼少期からクラシックバレエを習っていた私ですが、当時は常に人と自分を比べて仲間の成長に焦り、自分の体にコンプレックスを抱え、結果に一喜一憂していたものです。小学生の頃に、母が近所で習い始めたのをきっかけにヨガと出会ったものの、当時はまだその奥深さや魅力に気づけませんでした。

大学卒業後、不規則な生活とストレスで生理不順になり、入院するほど体調を崩してしまった頃、再び母の紹介でヨガと出会うことになります。生活リズムを整え、ヨガを続けるうちに、ポジティブな状態を保ちやすくなりました。生理不順も解消され、結婚後は自然妊娠。妊娠中も無理のない範囲でヨガを続けていたおかげか、出産も初産にして約2時間というスーパー安産で、産後も自然に体型が元に戻りました。つくづく、心と体はつながっていると実感した経験です。

風水と出会ったのは、子育て中のことです。やはり母がきっかけで、谷口先生のもとで風水の勉強を始めました。人もまた自然の一部としてとらえ、自分を見つめてよりよい方向に向かおうとする風水の考え方はヨガと共通する部分が不思議と多いことに気づきました。谷口先生にアドバイスをいただきながら暮らしに風水を取り入れつつ、ヨガを続けていくことで心がオープンになり、幸せに気づける自分になっています。そんな谷口先生との出会いは、私の人生の宝です。

父の他界後、女手一つで姉と私を育ててくれただけでなく、私に谷口先生との出会いをもたらしてくれた母には、改めて感謝しています。その出会いが、私の初めての本の出版を引き受けてくださった「かざひの文庫」の磐﨑さんや、私の頭の中にあるアイデアを引き出してくれた編集の船津さんとの出会いにもつながっています。この本を作ることで「人生に偶然はなく、必然であり、無駄なことは何ひとつない」と思えるようになりました。

今では、はっきりと私自身が自然とたどり着いた「風水ヨガ」で得たものを、この本や今後のインストラクター活動を通して、少しでも多くの方に伝え、笑顔を増やしていきたいと思っています。

この本を手に取り、最後までお読みいただき、本当にありがとうございます。

著者／みき かな

［風水ヨガインストラクター］

ヨガスクール「BE TORE」主宰。ヨガのインストラクターとして活躍。谷口先生との出会いにより風水ヨガを確立。2021年自身のスタジオを開設。

風水監修／谷口《たにぐち》 令《れい》

［風水心理カウンセリング協会代表理事］

風水を「人生を好転させていく道具」と捉え、スクール運営やカウンセリングを行うほか、出版や商品、会社のプロデュースを手がける。

［衣装協力］

●スリア　https://online.suria.jp/
[COVER]キャミソール￥12,100、レギンス￥13,200、[P7-8、Chapter.2]タンクトップ￥12,100、レギンス￥13,200[P20]トップス￥9,350、レギンス￥13,200、ヨガマット￥6,380[P22]上・トップス￥11,000、レギンス￥13,200、上・下 ヨガマット各￥6,380[P23]トップス￥11,000、中に着たブラトップ￥11,000、パンツ￥14,300、上・下ヨガマット各￥6,380、[Chapter.1]キャミソール￥12,100、レギンス￥13,200[Chapter.3]タンクトップ￥13,200、レギンス￥13,200[Chapter.4]トップス￥9,350、パンツ￥14,300[P112～119]ブラ￥11,000、レギンス￥13,200

●ジュリエ（BIGI）　https://www.julier.jp/
[P22]下・トップス￥11,000、パンツ￥11,500[P23]上・トップス￥9,900、パンツ￥11,500

風水《ふうすい》ヨガ

～開運《かいうん》メソッドを取《と》り入《い》れて「幸《しあわ》せ体質《たいしつ》」を手《て》に入《い》れる！～

著者：みき かな　監修：谷口 令

2021年7月30日　初版発行

発行者　磐﨑文彰

発行所　株式会社かざひの文庫
〒110-0002　東京都台東区上野桜木2-16-21
電話／FAX：03(6322)3231
e-mail：company@kazahinobunko.com
http://www.kazahinobunko.com

発売元　太陽出版
〒113-0033　東京都文京区本郷4-1-14
電話：03(3814)0471
FAX：03(3814)2366
e-mail：info@taiyoshuppan.net
http://www.taiyoshuppan.net

印刷・製本　モリモト印刷
出版プロデュース　谷口 令
撮影　東山アオイ
ヘアメイク　清水美奈子（GRAN PARMU代表）
装丁　中野由貴
編集　船津麻子

ISBN978-4-86723-045-9